# 实用临床儿科诊疗学

李军军　著

云南科技出版社

·昆明·

图书在版编目（CIP）数据

实用临床儿科诊疗学 / 李军军著 . -- 昆明 : 云南
科技出版社 , 2021.12
　　ISBN 978-7-5587-4102-9

　　Ⅰ . ①实… Ⅱ . ①李… Ⅲ . ①小儿疾病—诊疗 Ⅳ .
① R72

中国版本图书馆 CIP 数据核字 (2021) 第 276520 号

# 实用临床儿科诊疗学
SHIYONG LINCHUANG ERKE ZHENLIAO XUE

李军军　著

责任编辑：蒋朋美
责任校对：秦永红
责任印制：蒋丽芬

书　　号：ISBN 978-7-5587-4102-9
印　　刷：云南金伦云印实业股份有限公司
开　　本：787mm×1092mm　1/16
印　　张：11.75
字　　数：230 千字
版　　次：2021 年 12 月第 1 版
印　　次：2021 年 12 月第 1 次印刷
定　　价：98.00 元

出版发行：云南科技出版社
地　　址：昆明市环城西路 609 号
电　　话：0871-64101969

# 目 录

# 第一篇

## 儿科学基础

# 第一章 绪 论

## 第一节 儿科学的范围与特点

### 一、儿科学的范畴

从儿科学的内容来说，可分为基础儿科学和临床儿科学两大部分。基础儿科学主要学习各系统疾病的病因、病理、临床表现和诊断、防治等措施。

随着国民经济的发展以及科学的进步，儿科学也有了新的发展。目前，临床上将儿科学分为围生医学、新生儿学、血液病学、预防儿科学等。除此之外，不少儿科健康问题与社会学、心理学、流行病学等专业关系越来越密切。因此，应普及和宣传相关儿科知识，使临床儿科学的发展方向更为广阔。

### 二、儿科学的特点

儿童与成人不同。不论在生理、病理、免疫等方面，还是在疾病的发生、发展、临床表现以及诊断、防治等方面，都有许多与成人不同的特点。而且，更重要的是，随着年龄的增长，按一定的规律不断地变化，是一个动态的过程。

#### （一）基础医学方面

1. 解剖

小儿在解剖形态方面，如身长、体重、头、身的比例，头颅与面颅的比例等，都与成人有很大的不同。其他，如颅骨缝闭合、出牙、换牙、骨化中心的出现等，均有一定的规律。内脏器官如心、肾、肝、脾等的大小和位置，以及皮肤、肌肉、神经、淋巴系统等均随着年龄的不同而有很大的差异。

2. 生理

小儿年龄越小，生长发育越快，因而需要的营养物质和液体比成人相对来说要多。小儿由于大脑皮质发育尚未成熟，每天需要的睡眠时间较长。由于新陈代谢旺盛，脉搏、呼吸次数较成人快。对营养物质特别是蛋白质、水、能量的需要量要比成人大，但胃肠功能还不成熟，故极易造成营养缺乏和消化功能紊乱。

3. 病理

虽同一病因，小儿与成人的病理变化是不同的，如维生素 D 缺乏时，在小儿表现为佝偻病，在成人则表现为骨质软化（软骨病）。同为肺炎链球菌引起的肺部感染，在婴儿往往表现为支气管肺炎，在成人则表现为大叶性肺炎。

4. 免疫

小儿易受各种感染。小儿生后 6 个月内，可仍有在胎内从母体获得的免疫抗体，对某些传染病如麻疹等，往往尚有一定的免疫性。6 个月以后，由于从母体所获得的免疫抗体日渐消失，而自身的免疫抗体尚未产生，故急性传染病的发病较多。

（二）临床医学方面

1. 疾病种类

小儿的疾病种类与成人有很大的不同，如在婴幼儿易患先天性疾病和感染；在心血管系统疾病中，小儿以先天性心脏病多见，而成人则以癌为多。

2. 临床表现

小儿的病情发生、发展得较快，而且临床表现往往不典型，变化多端，病情易于恶化，必须密切观察，才能妥善处理。

3. 诊断

小儿年龄幼小，病史不能自诉，且在体格检查时往往不能很好配合，表现体征也与成人不同。

4. 治疗

不仅要掌握药物的特点、剂量，还应注意全身状况，采取综合治疗的方法。对某些急症，危重的病儿，病情发展快，又是尚未出现明显的症状而猝死。故应特别注意随时观察病情变化，积极抢救。

5.预后

一般儿童患病虽起病急，来势凶，但如果诊治及时、得当，好转、恢复得也快。由于小儿各脏器组织修复能力较强，一般后遗症较成人少。

6.预防

由于小儿易受感染，急性传染病较多，意外的损伤也较多。故应做好计划免疫，加强护理，合理营养和教养，提倡体格锻炼以增强体质，大力开展卫生宣传教育，做好小儿保健工作，降低小儿的发病率和病死率。

# 第二节　小儿年龄分期及特点

小儿时期机体随着年龄的增长而不断变化。根据解剖学特点，一般将小儿时期划分为7个期。

## 一、胎儿期

从精子与受精卵结合到小儿出生这一时期统称为胎儿期，小儿在母体子宫内约经过280d。这一时期的特点是胎儿完全依靠母体生存。孕妇的健康、工作环境、疾病等对胎儿的生长发育都有很大影响。当孕妇受到不利因素侵扰时，可能会导致胎儿生长发育发生障碍，从而引起流产、早产、先天畸形等不良后果。因此，必须重视和加强孕期保健。

## 二、新生儿期

自出生后至生后足28d称新生儿期。这一时期的特点是小儿刚脱离母体，环境发生巨大变化，而新生儿的生理调节和适应能力还不够成熟，易发生各种疾病。

## 三、婴儿期

从出生28d至1周岁称婴儿期，又称乳儿期。这一时期的特点是生长发育最为迅速，各系统和器官继续发育和完善，因此需要摄入的热量和营养素特别高，如不能满足易引起营养缺乏。但此时消化功能尚不够完善，与需求高摄入的要求相矛盾，易发生消化与营养紊乱。故应提倡母乳喂养，指导合理喂养方法。

### 四、幼儿期

1 周岁至 3 周岁称为幼儿期。这一时期的特点是生长发育的速度较前减慢，智能发育较前突出，语言、思维和应人应物的能力增强。因自身免疫力仍低，而与外界接触日益增多，故仍应重视传染病等预防工作。此期小儿的可塑性较大，应着手进行生活习惯和卫生习惯的训练。

### 五、学龄前期

3 周岁至入小学前为学龄前期。这一时期的特点是体格发育较前减慢，但稳步增长，而智能发育更趋完善。求知欲强，好奇、好问、喜模仿，因此应重视学前的科学知识和思想品行教育，以开发智力，增强良好的道德品质。此期机体抗病能力逐渐增强，传染病的发病率渐减，但由于活动范围的扩大而生活经验不足，意外的创伤和中毒的机会增多，更应注意预防。此期免疫性疾病（如肾炎、风湿热等）发病率开始增多，应重视这方面的防治工作。

### 六、学龄期

从入小学起到青春期（女 12 岁，男 13 岁）开始称学龄期。此期的特点是除生殖系统外，其他器官的发育已接近成人水平。脑的形态发育已基本与成人相同。智能发育更趋向完善，是长知识、接受文化科学教育的重要时期。此期小儿乳牙全部更换，故要加强卫生指导，注意预防龋齿和近视。

### 七、青春期

女孩从 11~12 岁开始至 17~18 岁，男孩从 13~14 岁开始到 18~20 岁，称青春期。此期的最大特点是生殖系统迅速发育，体格生长也明显加快，女孩出现月经，男孩有精子排出。但由于神经内分泌调节不够稳定，有时易出现心理和精神行为方面的变化，故在这一时期，除了供给足够的营养，加强体育锻炼和道德品质教育外，更应重视和加强青春期保健，进行青春期生理卫生和心理卫生知识的宣传教育，使他们的身心都能得以健康成长。

# 第二章　儿科基础

## 第一节　生长发育

### 一、体格发育

#### （一）体格生长指标

常用的体格生长指标有体重、身高（长）、头围、胸围等。

（1）体重：身体各器官、组织和体液的总质量。其中，骨骼、肌肉、内脏、体脂、体液为主要成分。因体脂与体液变化较大，故体重在体格生长指标中最易波动。因个体差异，小儿体重可波动在 ±10%。低于 15% 以上，应考虑营养不良。高于 20% 以上，应考虑营养过剩。

（2）身高（长）：身高是指从头顶到足底的全身高度，包括头部、躯干、下肢的长度，是反映骨骼发育的一项重要指标。小于 3 岁儿童立位测量不易准确，应改为卧位测量，称身长。年龄越小，身高增长越快。正常新生儿出生时身长平均为 50cm。1 岁内增长最快，前半年平均每月增长 2.5cm，后半年平均每月增长 1.5cm。1 周岁时约为 75cm，1~2 岁一年增长 10cm，2 岁时约为 85cm。2 周岁以后平均每年增长 5~7cm，故 2~12 岁平均身长的估算公式为：年龄 ×6+77。

表1-2-1　儿童体重计算公式

| 年龄 | 体重（kg） |
|---|---|
| 3~12 个月 | ［年龄（月）＋ 9］÷2 |
| 1~6 岁 | 年龄（岁）×2 ＋ 8 |
| 7~12 岁 | ［年龄（岁）×7 － 5］÷2 |

身长的个体差异较大，若低于正常身长平均数的 30% 以上，则为异常。

（3）头围：头围是自眉弓上方最突出处经枕后结节绕头 1 周的长度。头围是反映颅骨和脑发育情况的指标。出生时头围约为 34cm，第一年的前 3 个月和后 9 个月都约增长 6cm，1 岁时头围约为 46cm，2 岁时约为 48cm，2~15 岁头围增加 6~7cm。15 岁时即与成人相近。头围测量在 2 岁以内最有价值。头围过大，常见于脑积水；过小，可见于小头畸形或大脑发育不全。

（4）胸围：胸围是自平乳头下缘绕胸 1 周的长度，取呼气和吸气时的平均值。胸围能反映胸廓、胸背肌肉、皮下脂肪及肺的发育程度。刚出生时胸围比头围小 1~2cm，约 32cm；1 周岁时与头围相等，约 46cm；以后则超过头围。

**（二）骨骼发育**

（1）颅骨发育：颅骨随脑的发育而增长，故面部骨骼发育较早。临床上可根据头围大小、骨缝和前囟及后囟闭合迟早等来衡量颅骨的发育。前囟为额骨和顶骨边缘形成的菱形间隙，出生时 1.5~2.0cm（两对边中点连线）。一般在生后 2~3 个月随头围增大而略增大，以后则逐渐骨化而变小，至 12~18 个月时闭合。前囟闭合过早常见于小头畸形，闭合过迟常见于佝偻病、克汀病和脑积水等。

（2）脊柱：脊柱的增长反映脊柱骨的发育。出生后的第一年，脊柱增长快于四肢；1 岁以后四肢增长快于脊柱。

（3）长骨的发育：长骨的生长主要依靠其干骺端的软骨骨化和骨膜下成骨作用使之增长、增粗。随着年龄的增长，长骨干骺端的骨化中心按一定顺序和部位有规律地出现，可以反映长骨的生长发育程度。10 岁以前腕部骨化中心数目等于年龄加 1。

（4）牙齿：牙齿可分为乳牙及恒牙两类。乳牙多于生后 6~8 个月开始萌出，最早 4 个月，如果 12 月仍未出牙者可视为异常。乳牙 2~2.5 岁出齐，共 20 个。2 岁以内乳牙总数 = 月龄 –（4~6）推算。6~8 岁开始换生恒牙。约 14 岁时全部换为恒牙，共 28 个。18 岁以后第三磨牙出现（有终生不出者），出齐后则为 32 个牙齿。出牙是一个生理过程，一般无特殊反应。但有的也可出现暂时性流涎、睡眠不安及低热等症状。佝偻病、营养不良、呆小病及先天愚型等患儿出牙延迟、牙质欠佳。

## 二、运动及语言的发育

### （一）运动的发育

可分为大运动和细运动两类。一般规律是：由上而下，由近及远，由不协调到协调，由简单到复杂，由粗糙到精细、准确、灵巧。1~2个月开始抬头；6个月能独坐一会儿；7个月逐渐坐稳；8个月会爬，两手会传递玩具；9个月试独站；10~11个月能独站片刻，扶走，用拇、食指拿东西；1周岁左右逐渐会走，弯腰取东西；2周岁左右会蹲着玩、爬台阶、跳等。

### （二）语言的发育

语言的发育要经过发音、表达和理解3个阶段。语言是表达思维和意识的一种方式。与智能关系密切。新生儿用哭声表达需要及疼痛，2月发喉音，3~4个月是"咿呀"发音阶段，一般5~6个月会发单音，认识生熟人等；7~8个月能发出双字重音，如"爸爸""妈妈"，但无意识，能听懂自己的名字；9个月能听懂"再见"，与成人合作游戏；10~11个月能模仿成人的动作，"再见"等。1岁时才会叫"爸爸""妈妈"，能听懂大人的吩咐；1.5~2岁认识身体的部位，能用简单的语言表达自己的需要，能用代名词，对人、事有喜乐之分。

# 第二节　小儿营养

## 一、热量的需要

小儿全身细胞的代谢活动都需要热量，热量的外部来源由营养素供给。小儿需热量相对较成人多，婴儿期每日需热量约为460kJ［110kcal（kcal为非法定单位，1kcal≈4.19kJ）］/kg，以后每3年递减约每日42kJ（10kcal）/kg。1g蛋白质产热量17kJ（4kcal），1g脂肪产热量38kJ（9kcal），1g碳水化合物产热量17kJ（4kcal）。每日需总热量中，蛋白质占15%、脂肪占35%、碳水化合物占50%。小儿所需热量包括以下方面：

### （一）基础代谢

基础代谢是指在清醒安静状态下，维持人体功能所需最低的热量。婴幼儿此项所需热量，占总热量的 50%~60%。1 岁约为每天 55kcal/kg，7 岁约为每天 44kcal/kg，12~13 岁约为每天 30kcal/kg，与成人接近。

### （二）活动消耗

是指肌肉活动所需的热量。1 岁以内小儿每天需热量为 15~20kcal/kg，随着年龄的增长，需要量逐渐增加。好动、多哭和肌肉发达的小儿，需热量较大些，到 12~14 岁时每天需 30kcal/kg。

### （三）生长需要

这部分为小儿所特有。生长发育所需的热量与生长发育速度成正比，生长发育速度越快所需热量越多。生后数月内每天需 15~20kcal/kg，1 岁时需 15kcal/kg，到青春期增高，此项所需热能占总热量的 25%~30%。

### （四）排泄的消耗

正常婴幼儿排泄的能量消耗不超过总能量的 10%。每日摄取的食物不能全部吸收，有一部分食物未经消化利用便排出体外。

上述 4 方面的能量总和就是儿童能量的需要量。一般认为基础代谢占能量的 50%，排泄消耗占 10%，生长和运动所需能量占 32%~35%，食物的热力作用占 7%~8%。

## 二、水的需要

水是体液的重要组成部分。营养的运输及代谢的进行都需要水的参与才能完成。水由饮用水和食物中获得。小儿的新陈代谢旺盛，需水量相对大，加上小儿活动量大，体表水分蒸发多，所以需要增加水的供给量。年龄越小，需水量越大。

## 三、营养物质的需要

### （一）糖　类

碳水化合物是供给机体热能的主要来源，其供热量约占总热量的 50%。婴儿每日每千克体重约需 12g，2 岁以上每日每千克体重约需 10g。

## （二）脂　类

脂类为脂肪、胆固醇、磷脂的总称，脂类是提供机体能量的重要营养素。脂肪是细胞膜和细胞核的组成所必需的，也是身体热量的主要来源。脂肪能防止体热的消散，保护脏器不受损伤和有利于脂溶性维生素的吸收。

## （三）蛋白质

蛋白质是构成人体组织细胞的重要成分，并为酶、激素、抗体等不可缺少的重要成分。小儿由于生长发育需要，所需蛋白质的量高于成人。

## （四）维生素和矿物质

（1）维生素的主要功能是调节人体的新陈代谢，并不产生能量。

（2）矿物质：矿物质分常量元素和微量元素，其是人体维持正常新陈代谢的必要元素。

# 第三节　婴儿喂养

## 一、婴儿喂养的方法

婴儿时期生长发育迅速，需要营养物质相对较多，但消化功能尚未成熟，故合理喂养极重要。婴儿喂养分为：母乳喂养；混合喂养（部分母乳喂养）；人工喂养。

### （一）母乳喂养

母乳是婴儿最理想的天然食品。母乳不仅营养丰富，易被婴儿消化吸收，而且含有多种免疫成分。故母乳喂养的婴儿患病率低。母乳喂养还有经济、方便、温度适宜、不易过敏和加快乳母子宫复原等优点。应大力提倡母乳喂养，宣传母乳喂养的优点。

1. 母乳的特点

（1）母乳营养丰富：蛋白质、碳水化合物、脂肪的比例适当，适合婴儿生长发育的需要。

（2）生物作用：母乳中含有分泌型IgA（初乳含量高）、溶菌酶、乳铁蛋白、巨噬细胞、中性粒细胞、T 及 B 淋巴细胞、补体、抗葡萄球菌因子等抗感染物质，具有增进婴儿免疫力的作用。

（3）其他：母乳温度适宜，几乎无菌，经济方便；能密切母婴关系，增进母婴感情；母乳喂养可帮助母亲产后恢复，减少乳腺癌和卵巢癌的发生。

2. 人乳的成分变化

母乳成分随产后不同时期而有所改变，可分为初乳、过渡乳和成熟乳。

（1）初乳：孕后期与分娩 4~5d 内的乳汁，质略稠而带黄色，量少，比重较高，含脂肪较少而蛋白质较多，维生素 A、牛磺酸和矿物质的含量较丰富，并含有初乳小球，对新生儿的生长发育和抗感染能力十分重要。

（2）过渡乳：指产后 5~14d 内的乳汁，量较初乳增多，含脂肪最高，蛋白质和矿物质减少。

（3）成熟乳：指产后 14d 以后的乳汁。

3. 哺乳要点

成功的母乳喂养应当是母子双方都积极参与。建立良好的母乳喂养有 3 个条件，一是产妇能分泌充足的乳汁；二是哺乳时出现有效的射乳反射；三是婴儿有力的吸吮。

（1）产前准备：哺乳需要孕妇身心两方面的准备和积极措施。

（2）乳头保健。

（3）刺激催乳素分泌：建议在正常分娩、母婴健康状况良好的情况下尽早开奶。尽早开奶可减轻新生儿生理性黄疸，同时还能降低生理性体重下降、低血糖的发生率。每次哺乳应尽量让婴儿吸满足为止，但时间不宜超过 20min。应按照按需哺乳的原则给予喂哺。

（4）促进乳汁分泌：哺乳前对乳腺和乳头湿热敷 3~5min，同时按摩乳房，促进射乳反射。哺乳应以两侧乳房哺乳为好，这样可促进乳汁分泌，两侧乳房应交替进行哺乳。每次喂哺应让乳汁排空。

（5）正确的喂哺技巧。

（6）乳母心情愉快。

（7）4~6 个月后逐渐增加辅食，10~12 个月断奶，最迟不超过 1 岁半。

（二）人工喂养

4个月以内的婴儿若因各种原因不能母乳喂养时，完全采用配方乳或其他动物乳如牛乳、羊乳等喂哺婴儿的，称为人工喂养。

1. 牛乳的特点

牛乳是最常用的代乳品，但成分不适合婴儿。

（1）糖含量低，且以甲型乳糖为主，此糖有利于大肠杆菌的生长。

（2）脂肪以饱和脂肪酸为多，脂肪球大，又缺少溶脂酶，不易消化。

（3）牛奶中蛋白质含量虽较人乳高，但其是以酪蛋白为主，遇胃酸时会形成较大凝块，不易消化。

（4）矿物质含量高（比人乳高 3~3.5 倍），使胃酸下降，且加重肾脏负荷，尤其是磷含量很高，影响了钙的吸收。

（5）含铜、锌少，铁吸收率低下。

（6）牛奶最大的缺点是缺乏各种免疫因子，故牛乳喂养儿易患传染病。羊乳的营养价值与牛乳大致相同，但羊乳中叶酸含量很少，长期喂哺易致巨幼红细胞性贫血。

2. 牛乳的改选

（1）配方奶粉：配方奶粉是以牛乳为基础改造的奶制品，使宏量营养素成分尽量接近于人乳，适合婴儿的消化能力和肾功能。如降低其酪蛋白、无机盐的含量等；添加一些重要的营养素；强化婴儿生长时所需的微量元素等。使用时按年龄选用。

（2）全牛乳的家庭改建：①稀释：新生儿期，加水或米汤等，配成 2：1（即 2 份鲜牛奶加 1 份水）~4：1 奶，可使酪蛋白浓度降低，凝块变小，1 月后可不必稀释。②加糖：牛奶中糖类低于人乳，应加糖以改变宏量营养素的比例。一般每 100mL 牛奶中可加蔗糖5~8g。③煮沸：牛奶煮沸 3min 后能达到灭菌的要求，且可使奶中蛋白质变性，使其在胃中不易形成大的凝块。

3. 奶量的计算

每日牛乳需要量一般按婴儿所需总热量来计算，100mL 牛乳本身所含热量为 276kJ（66kcal），加糖 8g（即 100mL 牛乳加糖 8g），含热量约 415kJ（100kcal）。已知婴儿每日每公斤体重需要热量 460kJ（110kcal=8% 糖牛奶 110mL），需水 150mL。

## （三）混合喂养

母乳不足或因其他原因不能全部以母乳喂养时，用部分牛乳、羊乳或其他代乳品补替者，称为混合喂养。混合喂养的方法有补授法和代授法两种。

## 二、辅食添加

人乳喂养至 3~4 月时乳汁分泌量常不能满足婴儿需要。人工喂养者也不能单纯依靠增加牛乳量来满足婴儿的营养，应及时添加辅助食。

### （一）辅食添加原则

辅食添加要循序渐进，由少到多，由稀到稠，由细到粗，由一种到多种，应在婴儿健康、消化功能正常时逐步添加。

### （二）添加辅食的时间和步骤（4 个阶段）

（1）1~3 个月：汁状食物，如水果汁、青菜汤、米汤、鱼肝油和钙剂等。

（2）4~6 个月：泥状食物，如米糊、稀粥、蛋黄、鱼泥、菜泥、果泥等。

（3）7~9 个月：沫状食物，如粥、烂面、碎菜、蛋、鱼、肝泥、肉末、豆腐、饼干、馒头片、面包片、熟土豆、芋头等。

（4）10~12 个月：碎状食物，如粥、软饭、烂面条、豆制品、碎菜、碎肉、带馅食品等。

# 第三章　儿科学疾病

## 第一节　小儿常见症状的鉴别诊断

### 一、发　热

发热（fever）是指体温超过正常范围的高限，是儿科最常见的症状之一。一般当小儿肛温＞37.8℃，或口温＞37.5℃，腋温＞37.4℃时称为发热。

#### （一）病　因

1.感染因素

最常见。各种病原体感染均可引起发热，如病毒、细菌、支原体、衣原体、真菌等。

2.非感染因素

见于恶性肿瘤、创伤、手术、免疫性疾病、新生儿脱水热、暑热病等。

#### （二）临床表现

1.一般将发热分为4度（儿科临床多采用腋表测温）

（1）低热：37.5~38℃。

（2）中度发热：38.1~39℃。

（3）高热：39.1~40.9℃。

（4）超高热：达41℃以上。

2.临床根据发热持续时间的长短将发热分为4类

（1）短期发热：指发热时间＜2周。

（2）长期发热：指发热时间≥2周。

（3）原因不明的发热：指发热持续或间歇超过3周。

（4）慢性低热：指低热持续1个月以上。小儿的常见热型有稽留热、弛张热、间歇热、双峰热、不规则发热、复发热或再发性热等。

### （三）诊断和鉴别诊断

发热是许多疾病的常见症状，诊断容易。但其病因诊断和鉴别诊断确实有一定难度，应从以下几方面着手。

（1）准确采集病史。

（2）全面仔细体格检查。

（3）实验室检查。

（4）X线及其他检查。

## 二、呕　吐

呕吐是指由于食管、胃或肠道呈逆蠕动，伴有腹肌、膈肌强力收缩，迫使胃或部分小肠的内容物经口、鼻涌出的现象，是小儿常见的临床症状之一。频繁和剧烈的呕吐不仅给患儿带来极度不适，而且由于大量胃液丢失，引起脱水、电解质紊乱和代谢性碱中毒，长期呕吐可发生营养不良和维生素缺乏症。

### （一）病因和发病机制

几乎任何感染或情绪紧张都可引起呕吐，其中以消化系统和中枢神经系统疾病最多见。常见有消化道的感染、梗阻及功能异常，颅内高压、小脑或前庭功能异常等原因。

### （二）临床表现

儿童时期呕吐可分3型：

1. 溢乳

小婴儿吃奶后常自口角溢出少量乳汁，不影响健康。

2. 普通呕吐

吐前常恶心，以后吐一口或连吐几口，连吐或反复呕吐都是病态。

3. 喷射性呕吐

吐前多不恶心，大量胃内容物突然经口腔或同时自鼻孔喷出。

上胃肠道梗阻和食物中毒时，多在病的早期出现呕吐；下胃肠道梗阻和肾衰竭时，则在较晚期出现呕吐，后期呕吐物可有粪便；先天性肥大性幽门狭窄和胃扭转时，喂奶后很快就呕吐；肥大性幽门狭窄时，只吐奶，不吐胆汁，而梗阻在十二指肠以下时则吐胆汁；出血性疾病或鼻出血后的呕吐物可带血。

**（三）鉴别诊断**

1.新生儿期

呕吐常见于吞入羊水、胃扭转、食管狭窄或闭锁、肠道闭锁、胎粪性肠梗阻、肛门或直肠闭锁、巨结肠症及脑部产伤等。

2.婴儿期

常见于肥厚性幽门狭窄、幽门痉挛、喂养方法不当、感染和败血症中毒状态、脑神经疾病、肠套叠、食管裂孔疝、先天代谢性疾病、胃食管反流等。

3.幼儿期

除新生儿期及婴儿期所述原因外，还有贲门痉挛、维生素 A 或 D 中毒、药物中毒等原因。

4.学龄前及学龄期

常见于感染、急腹症、颅内感染或肿瘤、再发性呕吐、代谢异常性疾病、各种中毒等。

## 三、血　尿

血尿是指尿中混有超过正常数量的红细胞，是儿科泌尿系统疾病最常见的症状。

**（一）病　因**

1.泌尿系统疾病

泌尿系统最常见疾病如下。

（1）各种原发性、继发性肾小球肾炎，肾病综合征等。

（2）遗传性先天性畸形，如遗传性肾炎、家族性良性血尿、多囊肾、尿路畸形、肾盂积水、肾血管畸形等。

（3）急慢性泌尿系统感染，肾结核等。

（4）泌尿系统结石，肿瘤等。

（5）药物致泌尿系统损伤，如磺胺、庆大霉素、环磷酰胺等。

（6）左肾静脉受压综合征。

2. 全身性疾病

（1）感染性疾病：如流行性出血热、猩红热、钩端螺旋体病等。

（2）血液病：如血小板减少性紫癜、白血病、再生障碍性贫血等。

（3）营养性疾病：如维生素 K、维生素 C 缺乏症等。

3. 邻近器官疾病

如阑尾或结肠疾患。

### （二）临床表现

血尿分为肉眼血尿和镜下血尿，前者是肉眼所见尿液呈血样或洗肉水样或带有血块，后者仅在显微镜下见到超出正常数量的红细胞。

### （三）鉴别诊断

1. 确定是真性血尿

首先要除外非泌尿系出血，如外阴部、阴道或下消化道出血混入；另外某些代谢产物所致，如卟啉尿；药物引起的红色尿，如酚红、利福平等；还可见于血红蛋白尿及某些食物、蔬菜中的色素。

2. 判断血尿来源

（1）尿三杯试验：血尿分为初血尿、终血尿和全血尿，可进行尿三杯试验来了解血尿来源。第一杯（初血尿）表示血来自前尿道；第三杯（终血尿）病变多在膀胱三角区或后尿道；如果三杯均为血尿（全血尿）病变在肾脏、输尿管和膀胱。

（2）肉眼观察：尿色鲜红及带血块，提示病变来自膀胱以下尿路；尿色暗红多提示病变来自肾实质、肾盂；滴血可来自尿道。

（3）尿红细胞形态学检查：用相差显微镜或普通光镜油镜观察红细胞形态，当严重变形红细胞＞30% 时，提示肾小球性血尿；如正常形态红细胞则提示非肾小球性血尿。

（4）尿常规检查：如尿中发现红细胞管型，表示出血来源于肾实质。

3. 结合病史及体检分析

（1）血尿伴水肿及高血压，多为各种肾小球肾炎、肾病综合征。

（2）血尿伴发热及膀胱刺激症状，常为泌尿系感染及肾结核等。

（3）血尿伴全身其他部位出血，则可能由血液病引起。

（4）血尿伴肾绞痛，多为肾结石。

（5）血尿伴肾区肿块，单侧应考虑肾肿瘤，双侧则多考虑先天性多囊肾。

（6）无症状血尿，可见于轻型局灶性肾小球肾炎、病毒性肾炎及良性再发性血尿。

### （四）实验室检查

1. 一般检查

（1）尿常规镜检：有红细胞管型、颗粒管型和蛋白时，多提示肾小球肾炎。

（2）怀疑泌尿系感染时应做尿细菌培养。

（3）怀疑血液病时应做血小板计数，检查外周血常规、骨髓涂片及出凝血时间等。

2. 特殊检查

（1）泌尿系统 X 线检查：腹部平片对诊断结石有帮助；静脉肾盂造影和逆行泌尿道造影对肾结石、肿瘤、结核及先天性尿路结石有帮助。

（2）超声检查：可检查肾形态，泌尿系结石、积液、肿物、畸形、肾静脉血栓或栓塞，以及有无肾静脉受压。

（3）肾活检：对明确肾小球性血尿的病因、预后及指导治疗，常能提供重要的帮助。活检标本除光镜检查外，应行免疫病理及电镜检查。

总之，血尿病因复杂，经过上述检查多可明确病因，对少数不能获得病因诊断者，需长期随访，加强监护。

## 四、水 肿

人体组织间有过多的液体积聚使组织肿胀称为水肿。当水肿严重时，液体可积聚于体腔内称积液，如胸腔积液、腹腔积液、心包积液。

### （一）病因及发病机制

正常组织间液与微循环间主要依靠微血管内的静力压与血浆蛋白的胶体渗透压来保持体液流动的动态平衡，如果维持体液平衡的因素发生障碍，出现组织间液积聚过多时，即可产生水肿。

影响该平衡的主要因素如下。

（1）微循环静水压升高，血浆胶体一旦超过渗透压时，组织间液回吸收受阻而发生水肿，如充血性心力衰竭、肾源性水钠潴留、血栓性静脉炎等。

（2）任何原因导致血浆蛋白降低可使血浆胶体渗透压下降，血管内液体渗出多于吸入而发生水肿，见于营养不良、肾病综合征、肝衰竭等。

（3）各种炎症反应、组织创伤及过敏反应，可因毛细血管通透性增加而引起水肿，如蜂窝组织炎、血管神经性水肿等。

（4）淋巴系统管道受损，淋巴回流受阻引起水肿，如淋巴结切除后、丝虫病等。

（5）心肾疾患导致有效循环血量减少，刺激肾素 – 血管紧张素 – 醛固酮系统活性增加而致水、钠潴留。

**（二）诊断及鉴别诊断**

根据水肿的分布范围将其分为全身性及局部性水肿，根据水肿的性质将其分为凹陷性水肿及非凹陷性水肿。

1. 全身性水肿

（1）肾源性水肿：见于各型肾炎及肾病患儿。急性肾炎多为非凹陷性水肿，常有尿液改变，高血压及肾功能异常；肾病时水肿表现为凹陷性，伴有白蛋白降低，胆固醇增高，有助于诊断。

（2）心源性水肿：各种心脏疾病引起的充血性心力衰竭出现凹陷性水肿，主要为右心衰竭的表现。

（3）营养不良性水肿：由于喂养不当或慢性消耗性疾病所致营养缺乏，出现低蛋白血症，血浆胶体渗透压下降而发生全身凹陷性水肿。

（4）肝源性水肿：各种肝病引起肝硬化时，因低白蛋白血症和继发性醛固酮增多，导致水、钠潴留，出现水肿。

（5）内分泌疾病所致水肿：皮质醇增多症、原发性醛固酮增多症及甲状腺功能低下等，因钠、水潴留和毛细血管内压力增高而导致水肿。

（6）水、钠摄入过多或钠摄入量过少所致水肿：供钠过多，尤其静脉输入含钠液过多，短时间内即可发生水肿。长期禁盐致血钠过低时亦可发生水肿。

2. 局限性水肿

由于局部皮肤或皮下组织的损伤使毛细血管渗透性增加，血浆和水分由血管滤出到组织间隙，另外机体对感染中毒和某些变应原的异常免疫反应，导致水肿局限于局部，不向全身发展。

（1）局部炎症或虫咬伤：早期水肿明显，局部常伴有红、热等炎症表现。

（2）静脉回流受阻：导致微循环静力压升高，出现局限性水肿。

（3）淋巴回流受阻：可致局部肿胀。

（4）变态反应性疾病：局部水肿发生，常伴有荨麻疹、多形性红斑等皮疹，既往多有过敏史。

### 五、高血压

高血压过去一直被认为是成人的疾病，随着儿童保健事业的发展和健康检查的普及，发现儿童发病率并不低，约为3%，是儿科一个常见的临床表现。由于小儿患本症时，多不能自诉，且症状亦不明显，容易延误诊治。所以，临床上有相当一部分成年人的高血压是由小儿高血压发展而来的。因此，对于小儿高血压一定要高度重视。

#### （一）病　因

高血压分为原发性和继发性两大类。原发性高血压在小儿少见，多为10岁以上的儿童，其病因尚不十分清楚。目前认为是一种遗传基因缺陷与多种环境因素相互作用造成的。绝大多数的小儿高血压为继发性，多见于10岁以内的小儿。其中肾脏疾病约占4/5，如急性肾炎、先天性肾病。肾发育不良或畸形、肾动脉狭窄、肾动脉血栓形成等；其次为心血管疾病如先天性主动脉狭窄、大动脉炎、心室内出血等；内分泌疾病如皮质醇增多症、原发性醛固酮增多症、嗜铬细胞瘤、神经母细胞瘤等；神经系统疾病如颅内肿瘤、出血、水肿、脑炎等；铅中毒、汞中毒等。

#### （二）实验室检查

1. 常规检查

（1）血常规：排除贫血。

（2）尿常规：检查尿比重，尿糖和尿培养。

（3）肾功能检查：血肌酐，尿素氮及尿酸。

（4）其他检查：如血脂和电解质。

2. 特殊检查

（1）血和（或）尿儿茶酚胺水平：可鉴定是否为嗜铬细胞瘤。

（2）静脉尿路造影或肾图：可检查是否肾动脉狭窄。

（3）腹部B超：可以发现有无肾脏畸形。

### （三）诊断和鉴别诊断

临床表现，结合实验室检查结果，对小儿高血压的诊断和鉴别诊断并不困难。重要的是如何在早期就发现小儿高血压。应从儿童开始，每年检查一次血压，做到早发现，早治疗，并采取保健措施，预防并发症的发生。

小儿测量血压必须注意袖带的适当宽度，一般应为上臂长度的1/2~2/3，即1岁以下为2.5cm；1~4岁为5~6cm；5~8岁为8cm或9cm。成年为12.5cm。因袖带过窄可使测量的血压值偏高，而袖带过宽可使测量的血压值偏低。

小儿血压正常值因年龄不同而异，年龄愈小血压愈低。目前认为血压高于相同年龄段收缩压（高压）或舒张压（低压）20mmHg要考虑高血压。未成熟儿血压＞80/45mmHg，新生儿血压＞90/60mmHg，婴幼儿血压＞100/65mmHg，学龄前儿童血压＞110/70mmHg，学龄儿童血压＞120/80mmHg，并经多次证实，即可诊断为小儿高血压。任何年龄血压＞150/100mmHg为重症高血压。

## 六、肝、脾大

肝大、脾大是儿科常见的异常体征，以两者同时增大或某一脏器增大为主，可由多种病因引起。

### （一）正常小儿肝脾界限

1. 肝界限

（1）肝上界：正常小儿肝上界在右锁骨中线第5肋间（婴儿在第4肋间），肩胛线第9肋间。

（2）肝下界：1岁内可在右锁骨中线肋缘下1~3cm处扪及；6岁以内在右锁骨中线肋缘下1~2cm处扪及；7岁以上绝大部分不能扪及。当怀疑肝脏增大时，必须叩肝上界，以排除由胸腔积液、肺气肿、膈下脓肿等使肝向下移位。

2. 脾界限

脾脏位置较表浅，正常新生儿脾脏可于左肋缘下1~2cm处扪及，1岁以后脾脏不易摸到。正常脾浊音界在左腋中线第9~11肋间，当疑有脾大时应叩脾浊音界。

## （二）病　因

1. 肝、脾同时增大

肝、脾同时增大见于如下情况。

（1）感染性疾病：各种病毒、细菌、螺旋体、寄生虫等引起。

（2）代谢性疾病：如肝豆状核变性、肝糖原累积病、半乳糖血症等。

（3）血液病：如溶血性贫血、营养性贫血、遗传性球形红细胞增多症等。

（4）组织增生及肿瘤：如白血病、组织细胞增生症、淋巴瘤、肝原发性肿瘤等。

（5）其他：如系统性红斑狼疮、全身性类风湿性关节炎等。

2. 肝脏增大为主

（1）肝脓肿、胆道感染、病毒性肝炎等。

（2）充血性心力衰竭、慢性缩窄性心包炎等。

（3）肝硬化早期。

（4）脂肪肝。

（5）先天性胆道闭锁。

（6）肝血管瘤、多发性肝囊肿、肝癌等。

3. 脾脏增大为主

常见于全身性疾患，如感染、血液病、代谢病及肿瘤等，仅限于脾脏本身的疾病则少见。

## （三）诊断及鉴别诊断

小儿肝脾大原因很多，一般通过病史，体检及有关实验室检查可能得出病因诊断。

1. 详细询问病史

结合年龄，发病季节，当地疾病流行情况，传染病接触史等，以及有无呕血、便血、血尿等相关症状作为诊断参考。

2. 体格检查

首先要区分是否为肝、脾或两者均增大，然后区分两者中以何者肿大为主，再进一步区分其肿大的程度、质地表面光滑程度及有无压痛。肝、脾大的程度在临床上可分为轻、中、重三度。

（1）肝大的判断：轻度：指其下缘在锁骨中线肋缘点与脐连线的中点水平；中度：指下缘在该连线中点以下到脐水平之间；重度：指下缘在脐水平以下。

（2）脾大的判断：轻度：深吸气时，脾缘不超过肋下 2cm；中度：脾缘超过肋下 2cm 至脐水平线以上；重度：脾缘超过脐水平线或前正中线，即巨脾。

肝脏中度到重度肿大要考虑由各种病原体引起的急慢性感染、慢性充血性心力衰竭、肝脓肿、代谢性疾病及先天性胆道畸形等。脾脏中度到重度肿大要考虑急慢性白血病、淋巴瘤、各种原因引起的溶血性贫血等。肝脾均为中度到重度肿大者要考虑脂质沉积病、充血性肝脾大等。

此外，不能忽视全身体格检查，注意有否发育落后、特殊面容、黄疸、贫血、全身淋巴结肿大、皮疹及循环和神经系统的体征；注意有否腹水、蜘蛛痣、肝掌、腹壁静脉曲张等。

3. 实验室检查

（1）一般常规检查：①血常规：注意红细胞形态，有无幼稚细胞。②便常规：找寄生虫卵及隐血试验。③尿常规、尿三胆检查。

（2）血生化检测：肝功能、血糖、糖耐量、血脂等。

（3）骨髓穿刺：有助于白血病、恶性淋巴瘤等的诊断。

（4）细菌培养及免疫系统检测：对病原诊断有帮助。

4. 特殊检查

（1）超声检查：用于确定肝脾大小、位置和性质。

（2）X 线检查：排除肺部疾病，膈下脓肿。钡餐检查可了解有无食管静脉曲张。

（3）肝、脾、淋巴结穿刺及活组织检查：提供病理诊断依据。

（4）若疑为占位性病变时：进行 CT、MRI 检查。

## 七、消化道出血

小儿消化道出血是指任何原因引起呕血或便血。各年龄均可发生，临床并不罕见。大量出血的结果常导致休克与急性贫血，严重者危及生命，故临床医生对消化道出血患儿一定要给予高度重视。

### （一）病　因

1. 消化道局限性病变

多为感染、局部组织血管损伤等。如食管静脉曲张、消化性或应激性溃疡、出血坏死性肠炎、梅克尔憩室、肠套叠、肠扭转、肠重度畸形，肠系膜血管栓塞、肠道寄生虫及传染病、肠息肉、痔及肛裂等。

**2. 血液病**

新生儿自然出血症、血小板减少性紫癜、再生障碍性贫血、白血病、血友病等。

**3. 毛细血管渗透性异常**

过敏性紫癜、败血病。

**4. 严重代谢障碍**

尿毒症、代谢性酸中毒、肝性脑病、休克等。

### （二）临床表现

上消化道出血特点为排柏油样便和（或）呕血；下消化道出血排柏油样便，多不伴呕血。出血部位越低，大便颜色越红。小儿如果出血量大而迅速，一次超过全血量的 1/5时，可出现休克或明显贫血。

### （三）诊断及鉴别诊断

**1. 病史**

详细询问起病的急缓，呕血或便血量及大便次数，大便颜色及性状，血与便是否混合，有无脓性黏液或便后滴血，既往皮肤有无出血点及皮疹，腹部有无包块，有无溃疡病、鼻出血、服用药物史，有无传染病接触史、寄生虫病史及全身其他疾病史，家族中有无同样病患者。

**2. 体征**

面部皮肤及眼、口腔黏膜有无毛细血管扩张、出血点、紫癜或色素斑，有无慢性肝病表现等。腹部有无腹胀、压痛、腹膜刺激征、肠鸣音亢进、肝脾大或腹部肿块等。肛门及直肠指诊有无肛裂、息肉及肿物等。

**3. 伴随临床表现**

（1）发热：常见于传染病或恶性肿瘤，如伤寒、肠炎、中毒性痢疾、流行性出血热、胃癌、结肠癌等。

（2）急腹症表现：阵发性腹痛应考虑肠套叠、肠扭转、过敏性紫癜等；持续性腹痛可能为坏死性出血性小肠结肠炎。

（3）腹痛：上腹疼痛可能为胃炎、消化性溃疡；下腹疼痛可能为肠结核、细菌性痢疾。

（4）腹胀：应考虑肠伤寒、腹腔结核，以及各种胃肠先天畸形有部分梗阻者。

（5）皮肤改变、皮肤出血点及紫癜：应考虑血液病、过敏性紫癜、流行性出血热及DIC等。皮肤毛细血管扩张提示遗传性毛细血管扩张症，皮肤有蜘蛛痣及肝掌，可能为肝硬化、门静脉高压。

（6）出血伴肝大：应考虑血液病、血吸虫病、肝硬化或门静脉高压等。

4. 实验室检查

（1）血液检查：血常规、出凝血时间检查、必要时骨髓涂片。

（2）大便检查：大便性质、颜色、隐血试验、显微镜检查、细菌培养及寄生虫卵和阿米巴等。

（3）生化检查：肝功能及凝血酶原时间的检查。

5. X 线钡餐及钡灌肠检查

要求在患儿血压恢复，心功能好转后进行。用于诊断肠梗阻、消化道病变和畸形是否存在。

6. 内镜检查

可直接观察病变原因、部位和范围，同时可进行照相、录像、活检及治疗。但在急症情况下慎用。

7. Foley 双腔管检查

区别上或下消化道出血。

# 第二节　小儿药物治疗

药物治疗是综合治疗措施中的重要组成部分。药物虽有防治疾病的有利方面，但也有产生不良反应的有害方面。因此，合理、正确地用药往往在治疗中起到关键性作用。由于小儿的解剖生理特点和许多药物在年龄上存在的特异性，因此用药时要注意年龄差异和生理特点。要正确认识人与药物的相互关系，避免单纯的药物观点，重视护理及其他治疗措施，发挥机体的抗病能力。

## 一、各年龄期小儿药物治疗的特点

### （一）胎儿期

许多药物能通过胎盘进入胎儿体内。药物对胎儿的影响取决于孕妇所用药物的性质、药量、疗程的长短等，且与胎龄有关。如妊娠 3 个月内大量使用免疫抑制药物，可致胎儿发育畸形或死胎；长期使用雄激素，可使骨骼过早闭合，影响小儿身高的增长；氨基糖苷类药物可致耳聋、肾损害；肾上腺皮质激素可引起胎盘功能不足。故孕母用药必须特别慎重。

### （二）新生儿期

药物对新生儿的作用除直接用药外，还可因乳母用药通过乳汁而间接进入新生儿体内。如吗啡、阿托品、催眠药等。孕母在临产时用药，药物通过胎盘进入胎儿，出生时引起症状。

新生儿对药物的解毒能力差，如肝葡萄糖醛酸转换酶含量不足，应用氯霉素时不能在体内与葡萄糖醛酸结合，而使氯霉素呈游离状态而存在于体内，同时肾的排泄功能较差，氯霉素的积聚过多可引起中毒，表现为"灰婴综合征"，严重者可致死亡。对肾有损害的药物，如卡那霉素、新霉素等，用量亦应减少。

新生儿皮肤、黏膜柔嫩，血管、淋巴丰富，吸收面积又相对较成人大，故外敷或滴入眼、鼻的药物应注意用量，以免引起中毒。

新生儿防御功能差，感染后容易迅速扩散而造成败血症、脑膜炎。宜选用杀菌作用的抗菌药物，可采用两种抗生素联合用药，以达到迅速控制感染。

### （三）婴幼儿期

婴幼儿神经系统发育尚未完善，氨茶碱易引起过度兴奋，鸦片类药物有明显的抑制作用，均应慎用。婴幼儿对巴比妥类药物的耐受性较高，其用量按体重计算较成人要大些。婴幼儿代谢旺盛，每日尿量相对较多，从肾排泄的药物较多，所以用洋地黄、抗生素等药量应偏大，用药的间隔时间亦适当缩短，才能维持血内的有效浓度。

## 二、给药途径特点

应根据年龄、病情选择合适的剂型及给药途径。给药种类不宜过多，力求精简有效，尽量避免不必要的合并用药。给药次数不宜过频，以免影响患儿休息。

### （一）口服法

小儿用药能口服者宜尽量口服，一般多用溶剂、滴剂等合剂较好，可添加适量的糖浆以矫味，或制成糖果、糕饼等，使小儿易于接受。

### （二）注射法

注射包括肌内、皮下及静脉注射等方法。可根据病情和药物特点选择合适的注射方法。

### （三）其　他

尚有鼻饲、含漱、吸入等。可根据病情选用。

## 三、小儿药物剂量计算方法

小儿用药剂量，必须结合年龄、体重、病情轻重、体质强弱等不同情况计算。一般常用体重计算法，有些药物可按年龄计算，如复方合剂等。至于按体表面积计算虽为较合理的计算方法，但要先行按年龄、体重、身长来折算出体表面积，故较为复杂。

### （一）按体重计算

此方法较简易，已广泛应用于临床，为最基本的计算方法。可按下式计算：

小儿剂量：体重（kg）× 每日（或每次）每公斤体重所需药量。

可先算出小儿的体重（kg），然后计算出 1 日用药总量，再根据病情及药物的性质，分次给用。一般年龄越大，每千克体重的用药量越小。年龄越小每千克体重用药量越大；病重者偏大，病轻者偏小。体质强者偏大，体质弱偏小。

例如：病儿 3 岁，用链霉素治疗支气管淋巴结结核。

先算出体重　　3×2+8=14kg

再算出 1 日用量　　14×25mg=350mg

1 日分 2 次肌肉注射　　350÷2=175mg

为便于投药，可凑成整数，即每次约等于 150mg 或 200mg，肌肉注射，每日 2 次。

### （二）按年龄计算

有些药物无须十分精确，为应用方便，可按年龄计算。如一般止咳糖浆，按每次每岁 1~2mL 计算即可，最多每次用 10mL。

### （三）按成人剂量折算

（1）根据小儿体重按成人（以50kg为准）剂量折算：

小儿剂量 = 成人剂量 × 小儿体重（kg）/50

（2）根据我国药典规定，小儿药物剂量估算见表1-3-1。

表1-3-1 小儿药物剂量估计

| 年　龄 | 剂量（为成人剂量的） |
| --- | --- |
| 初生~1个月 | 1/18~1/14 |
| 1个月~6个月 | 1/14~1/7 |
| 6个月~1岁 | 1/7~1/5 |
| 1岁~2岁 | 1/5~1/4 |
| 2岁~4岁 | 1/4~1/3 |
| 4岁~6岁 | 1/3~2/5 |
| 7岁~11岁 | 2/5~1/2 |
| 11岁以上 | 1/2~2/3 |

### （四）根据体表面积计算

该方法计算药量较为合理。如已知成人用药剂量，可根据体表面积的比例，计算出任何年龄小儿的合理剂量。如以体表面积每平方米来表示，可按成人剂量除以体表面积（以1.7m²计算）便得。

小儿剂量 = 成人剂量 × 小儿体表面积 ÷ 1.7

由体重推算体表面积的方法为：

小儿体表面积（m²）= 体重（kg）× 0.035+0.1

=（年龄+5）× 0.07m²

无论用何种方法计算所得的剂量都有其局限性，还须结合患儿的生理特点，疾病种类、病情的轻重、用药的途径及用药目的适当进行加减。

# 第三节 小儿液体疗法

## 一、小儿体液的特点

体液是细胞的内在环境，也是细胞的主要组成部分。人体一切物质的新陈代谢，无不在体液内进行并依赖其输送。因此，保持体液的相对恒定，是维持生命的重要保证。

体液有一定的分布、一定的数量和一定的组成成分。体液的进、出每日也有一定数量，通过一定的途径与体外进行交换，并受肾、肺、血浆中的缓冲系统及神经、内分泌等功能的调节。在这些方面，小儿时期随年龄的增长而有其特点，主要表现在：

### （一）体液总量及分布特点

体液的分布可分为三大区：①血浆区。②间质区。③细胞区。前两区合称为细胞外液，后一区又称为细胞内液。细胞内液量甚为固定，血浆液亦相当固定，间质区的液量变化较大。小儿与成人在体液的分布和数量上有所不同（表1-3-2所示）。

表1-3-2 各年龄组体液量及分布（占体重%）

| 体液分布 | 新生儿 | 1岁 | 2~14岁 | 成 人 |
|---|---|---|---|---|
| 总 量 | 80 | 70 | 65 | 55~60 |
| 细胞内液 | 35 | 40 | 40 | 40~45 |
| 细胞外液 | 45 | 30 | 25 | 15~20 |
| 血浆液 | 5 | 5 | 5 | 5 |
| 间质液 | 40 | 25 | 20 | 10~15 |
| 血浆液∶间质液 | 1∶8 | 1∶5 | 1∶4 | 1∶2~3 |

### （二）小儿体液调节的特点

体液的调节主要受肾、肺、血浆中的缓冲系统及神经和内分泌的功能调节。机体内的水，不像脂肪、糖原、蛋白质等物质，在体内有贮存或多余。正常时，一日的液体进出，一般都应保持相对的平衡。肾为有效地排出机体代谢产物而必须达到最小尿量，加上经肺呼吸、皮肤排出的水分，为每日必须丢失的水分。但小儿肾功能发育尚未成熟，呼吸较快，体表面积相对较大，故不显性失水较多，按体重计算约为成人2倍，这也是小儿体液调节的特点。由于小儿体液的调节功能尚未成熟，故当水分不足时易引起脱水，但当输液不当时又可发生水和电解质紊乱。

## 二、常用溶液

（1）非电解质溶液。

（2）电解质溶液，主要用于补充体液，纠正体液的离子浓度，纠正酸碱平衡失调及补充所需要的电解质。

（3）混合溶液。

（4）口服补液盐溶液（简称 ORS 溶液）。

## 三、小儿液体的基本疗法

液体疗法的目的在于纠正脱水和电解质平衡紊乱，以恢复机体的生理功能。要求补其所失，供其所需，纠其所偏。其基本方法首先应该是：①定量。②定性。③定速。然后考虑其他如酸碱平衡、钾、钙、热量等问题。

此外，尚应注意从三个方面来估计体液损失和需要的数量及其性质。即：①累积损失。②继续损失。③生理需要。

### （一）定 量

补液的总量应包括：累积损失，继续损失和生理需要三个方面。但一开始首先是要补其所失，即补足其累积损失。一般可从损失的体重及病史、体征等来估计。轻度脱水，约损失其体重的 5% 以下；中度脱水，损失其体重的 5% ~10%；重度脱水，损失其体重的 15% 以上。故补给其累积损失量为：

轻度脱水，40~60mL/kg。

中度脱水，60~100mL/kg。

重度脱水，100~120mL/kg。

继续损失量应根据其症状、实际的损失来估计。如腹泻、呕吐、高热、发汗、呼吸增快等。一般在禁食时，每日损失 10~30mL/kg。

生理需要量，可按维持基础代谢所需要的水分来估计，一般每日损失 50~60mL/kg。
体温每升高 1℃，应增加 10% ~13%。

### （二）定　性

钠离子是构成细胞外液离子渗透压的主要成分，所以常以血钠离子浓度来判定脱水的性质。

1. 低张性脱水

失 $Na^+$＞失水，血 $Na^+$＜ 130mmol/L。

2. 等张性脱水

水与 $Na^+$ 成比例地丢失，血 $Na^+$ 为 130~150mmol/L。

3. 高张性脱水

失 $Na^+$＜失水，血 $Na^+$＞ 150mmol/L。

一般经静脉输液补充累积损失，在 6~8h 内完成，既应根据其脱水的性质，又要考虑继续损失、生理需要，故在补充累积损失时：

低张性脱水，应补给等张液或 2/3 张液（如等张盐糖溶液或 4：3：2 液）。

等张性脱水，应补给 1/2 张液或 2/3 张液（如 2：3：1 液或 4：3：2 液）。

高张性脱水，应补给 1/3~1/5 张液（如 1/3 张盐糖溶液或维持液）。

当补充累积损失后，则应视其病情，根据继续损失的情况，一般：继续损失，可给 1/2~1/3 张液（如 2：3：1 液或 1/3 张盐糖溶液）。生理需要，可给 1/3~1/5 张液（如 1/3 张盐糖溶液或维持液）。

### （三）定　速

液体疗法经静脉输液的速度也很重要。过快则因增加心脏负担而可能引起心力衰竭、肺水肿等危险；过慢则延误救治的时间。因此，输液的速度要根据脱水的程度与性质决定。一般来说，应该首先恢复血容量以纠正休克，然后再逐渐补足。总的要求是：先快后慢。脱水重、低张性脱水或出现休克时，输液的速度应快些。

按脱水的程度、性质，将液量除以时间，可计算出每小时的输液量。此时若加上每小时的平均生理需要量，则更为理想。一般婴幼儿需补液时，每小时 8~10mL/kg。

在补足累积损失量后，即可将 24h 内所需的余量在以后的时间内继续输给。但此时应注意症状变化，如吐泻不止，或高热、大汗则应增加液量，加快速度；反之，亦可减少液量，甚至不必将总量输完或减慢速度，以至停止。总之，输液的速度，应既要掌握原则，又要灵活应变，随时根据病情而进行调整。一般婴幼儿每小时约 5mL/kg。

### （四）其 他

#### 1. 纠正酸中毒

在补充累积损失量时，一般用的液体中大多有葡萄糖和碱性溶液，在血液循环改善、肾功能较好的情况下，轻度的酸中毒即可纠正。若酸中毒严重，则应补充碱性溶液。用 5% 碳酸氢钠 1mL/kg，或 11.2% 乳酸钠 0.6mL/kg，约可提高血浆二氧化碳结合力 1mmol/L（2.24vol%）。一般无化验条件时可先用 5% 碳酸氢钠 5mL/kg。或 11.2% 乳酸钠 3mL/kg，即约可提高血浆二氧化碳结合力 5mmol/L（约 10vol%）。然后再根据情况给予。或以测得病儿血浆二氧化碳结合力来计算出总量，先用其半量，然后依病情变化再酌用。其公式如下：

（18- 病儿 $CO_2CP$）mmol/L × 体重（kg）× 1.0=5% 碳酸氢钠的 mL 数

（18- 病儿 $CO_2CP$）mmol/L × 体重（kg）× 0.6=11.2% 乳酸钠的 mL 数

#### 2. 纠正低血钾

正常情况下，体内钾的绝大部分（约占 98%）存在于细胞内液，骨骼肌细胞内 $K^+$ 浓度为 168mmol/L。细胞外液含钾甚少（约占 2%），血浆 $K^+$ 浓度为 5mmol/L。$K^+$ 可以透过细胞膜，但其速度比水的通过慢。血钾浓度不能完全反映体内缺钾的情况，在治疗低血钾时，不可能在短期内使体钾达到平衡。过快的静脉输入钾，仅可使血钾浓度很快升高。

钾的排泄主要从尿、粪和汗排出，其中约 80% 的 $K^+$ 均从肾经尿排出，肾保留钾的功能很差，即使在缺钾的情况下，尿钾的排泄仍继续进行，特别当大量输入含钠溶液、葡萄糖溶液时，排钾更为明显。但当肾功能不足，少尿或无尿时，则钾的排泄减少，血钾浓度增高，此时不应从静脉输入 $K^+$。

总之，身体钾缺少时，血清钾浓度通常会降低，但当存在影响细胞内外钾分布的因素时，则血清钾可正常或增高。而血清钾浓度低时，则反映体内一定缺钾。血钾浓度的变化，常严重影响心肌的收缩运动的协调及神经、肌肉的应激性能。要在肾功能较好，有尿的情况下给钾。补充 $K^+$ 速度不能过快，浓度不能过高。常按 10% 氯化钾每日 2~3mL/kg，经静脉输入的浓度一般为 0.2%，不宜超过 0.3%。输入时间不应少于 6h。纠正低钾，一般要经过 2~3d，严重缺钾病例适当延长。如无呕吐，从第 2 日起，可改用口服较为安全。

3. 供给热能

在输液时，还应注意供给热能，以维持基础代谢所需。一般可用葡萄糖，计算其需要量后，加入所给液体中经静脉输入。正常情况下，每小时每公斤体重可代谢 1g 葡萄糖，若超过此数，则血浆中葡萄糖浓度上升，有效渗透压增高。故为了供给热能而用葡萄糖时，浓度不宜过高（不超过 15%），速度不宜过快（每小时每公斤体重不超过 1g）。

若因不能进食，输液时间过久（超过 4d），则仅供给糖、水、电解质是不够的。人体首先消耗糖原，以后消耗脂肪，而蛋白质也要被利用。究竟能维持多久，这与脂肪和蛋白质的贮存多少有关。年龄越小，贮存量越少，越不耐饥饿。因此，若持续输液时间较久，必须给予其他营养物质、维生素等。可用高营养液、水解蛋白液、全血或血浆等。

## 四、常见疾病的液体疗法

### （一）婴幼儿腹泻的液体疗法

1. 体液特点

（1）小儿腹泻水样粪便中含大量电解质，病儿往往能饮水但进食少，因此，大多为低张性或等张偏低的脱水，以细胞外液减少为主，间质液先减少，然后血浆液亦减少，严重者可出现休克，补液时首先应考虑恢复血容量。

（2）小儿腹泻泻出的肠液为碱性液，故常伴有不同程度的酸中毒。又因腹泻时进食少，脱水后血液循环不良，代谢不全性酸性产物增多，因此大多表现为代谢性酸中毒。年龄越小，腹泻越重，则代谢性酸中毒也越重。

（3）小儿腹泻越久，营养情况越差，则钾的丢失越多，及时补钾越重要。

（4）病毒性腹泻、水样粪便多，病情急，伴有高热时，也可出现高张性脱水。

2. 补液方法

（1）口服补液法：轻、中度脱水而无呕吐、腹胀的患儿，可用口服补液盐（ORS）溶液进行口服补液，补充累积损失阶段，轻度脱水常用量 50mL/kg，中度脱水者为 80~100mL/kg，在 4~6h 内可少量分次喂服。在补充累积损失期间可适当调节饮食、饮水。以后根据大便量和脱水恢复情况适当补充继续损失和生理需要。

（2）静脉补液法：重度脱水时吐泻重，腹胀明显，则不宜用口服补液盐溶液，而需经静脉输液。输液前应详细询问病史和全面的体格检查，做必要的实验室检查，根据脱水程度、性质，计算出第1天的总液量，确定液体的种类，预定输液的速度。

小儿腹泻大多为低张性或等张偏低性的脱水，输液的基本方法是：先快后慢，先盐后糖，先浓后淡，有尿补钾，防惊给钙。

①第1天输液：A. 总液量应包括补充累积损失量、继续损失量和生理需要量。B. 溶液的种类应按脱水的性质而定。C. 纠正代谢性酸中毒，轻度酸中毒无须另行纠正，对重度酸中毒可先按每公斤体重给5%碳酸氢钠5mL或给11.2%乳酸钠3mL计算，加入输液内。严重者，亦可用5%碳酸氢钠2mL/kg，在密切监护下，由静脉直接缓慢推注。D. 伴有佝偻病、营养不良者，为防止发生低钙性手足搐搦症，可用10%葡萄糖酸钙5~10mL加入所输液体中滴入。

②第2天及以后输液：经第1天输液后，脱水及电解质紊乱应能基本纠正，故第2天及以后的输液，应根据腹泻、呕吐等症状来决定，一般改用口服补液；注意钾、钙和热能的补充；如腹泻、呕吐频繁不止，或口服有困难，仍需静脉输液者，液量一般按100~120mL/kg，液体成分中电解质应减少，常用1/3张糖盐溶液或维持液，在12~24h内均匀滴入。

③小儿腹泻补液举例：1周岁婴儿，腹泻、呕吐已3d，体重9kg，中度脱水，等张性，伴有轻度酸中毒。

第1天补液总量为：9×120mL=1080mL

第1步：应首先补给其累积损失量，约相当总量的1/2，为500mL。选用2∶3∶1溶液，于6h内静滴完毕。约每小时82mL，每分钟则约为26滴。可先快后慢，开始时每分钟30~40滴，以后渐调整。控制在6h内滴完。

第2步：取其余量，用500mL 1∶2盐糖液，均匀缓慢滴注，于16~18h内滴完。每小时30~35mL，即每分钟10~15滴。

有尿后给钾，用10%氯化钾，加入输液中稀释成0.2%~0.3%浓度。

经以上输液后，肾功能恢复，一般酸中毒即可纠正，不必再加碱性溶液。第2天及以后，一般应根据腹泻、呕吐情况，再行决定。

小儿腹泻补液，应根据具体情况，灵活处理，可用口服补液法时，尽量用口服补液。在农村基层，必须用静脉补液时，也可采用简易法配制的液体补液，用5%~10%葡萄糖液与0.9%氯化钠溶液，按1∶1的比例，分批静脉滴注，每批200~300mL，先用盐，后用糖。有明显酸中毒症状时，按 5% 碳酸氢钠 5mL/kg 或 11.2% 乳酸钠 3mL/kg 补给，加用碱性溶液最好加入吊瓶内稀释后应用。若当地无注射用的碱性溶液,则可给口服碳酸氢钠,按 0.3g/kg，每日 3~4 次。根据有尿给钾的原则，加用氯化钾静滴，亦可口服。

### （二）婴幼儿肺炎的液体疗法

婴幼儿感染肺炎多数无明显的脱水与电解质紊乱现象。但重症肺炎，特别是病毒性肺炎，因病程长，进食少，若伴有腹泻、呕吐，则可有脱水、电解质紊乱等表现。有时因需静脉给药，也要用静脉输液。

1. 体液代谢特点

（1）重症肺炎时，呼吸困难严重者，可发生呼吸性酸中毒，但又因进食少，体温高，体内组织缺氧，代谢不全而发生代谢性酸中毒。

（2）重症肺炎常伴有心力衰竭，水、钠潴留。

（3）重症肺炎因伴有酸中毒、组织破坏、血钾可正常或略高，但若长期进食少，或伴有腹泻等原因，则血钾浓度可降低。

2. 补液方法

（1）一般情况下，应尽量口服补液，供给足量的热能，适当勤给饮水，可起到湿润口腔、咽喉黏膜的作用，对稀释呼吸道分泌物也有利。

（2）有时为了使体内药物保持较长期而均衡有效的浓度，或为了稀释体内细菌毒素及有害代谢产物，促进排泄，可给静脉输液。

（3）若伴有心力衰竭时，输液更应谨慎，并应及早应用快速作用的强心药物及利尿药。

（4）若伴有腹泻，出现明显脱水时，则按婴幼儿腹泻脱水补液，但总量及钠量要相应减少约 1/3，速度要慢。

（5）婴幼儿肺炎在输液过程中，仍应注意随时变换体位，并不宜持续输液过久。

### （三）重症营养不良伴腹泻的液体疗法

婴幼儿重症营养不良，因长期摄食不足或摄入食物不能充分被吸收利用，或因其他慢性感染，寄生虫病等长期消耗过多，常并发营养不良性贫血和水肿，也易并发腹泻。此时若因腹泻、呕吐而致水、电解质代谢紊乱，在液体疗法时应注意。

1. 体液代谢特点

重症营养不良病儿，一般细胞外液呈低张性，血清钠、氯、钾、钙及葡萄糖均较低，细胞外液相对较多，心肾功能差。由于皮下脂肪少，皮肤弹性差，体重低于同龄小儿，因此应注意勿将脱水程度估计过高。

2. 补液方法

（1）补液量：不可依体重和皮肤弹性等体征来估计，而主要应从病史、尿量、循环情况来估计。补液的总量要按现有的体重计算，偏低一些为宜，以免因输液而引起心力衰竭。一般亦不要求在第 1 天内补足，可以分 2~3d 完成。一般按现有体重计算后，减少总量的 1/3。

（2）液体性质：重症营养不良伴腹泻时，多为低张性脱水，即使有营养不良性水肿，水肿也是因血浆蛋白降低而形成。故补入的溶液含钠量应高些，以等张液或 2/3 张液为好。常用林格碳酸氢钠溶液，并可加入 50% 葡萄糖液，配成 15% 的葡萄糖林格碳酸氢钠溶液。

（3）补液速度：重症营养不良病儿，内脏器官亦可因营养不良而有水肿、变性。大量静脉输液，可使心脏负担加重，引起肺水肿，甚至突然死亡，故补液速度应慢，以在 24h 内平均输完为妥。一般每小时为 3~5mL/kg。若有重度脱水、休克时，先用 10~20mL/kg，在半小时内滴注以纠正休克，然后仍按平均速度滴注。

（4）对有酸中毒者，多因肝功能损害，应用碳酸氢钠来纠正酸中毒。

（5）营养不良病儿，大多体内缺钾、缺钙。腹泻以后，缺钾、缺钙的情况更为明显。故应及早补充钾、钙。

（6）重症营养不良病儿，理应给予高热量，高蛋白质饮食。所以仅供给葡萄糖、水和电解质是不够的，最好要供给蛋白质。从葡萄糖和蛋白质得到的热量，每日每千克体重要达到 400kJ（100kcal）。

## （四）新生儿维持输液

1. 体液特点

（1）新生儿体液总量多，正常新生儿初生时，体液约占体重的 80%，早产儿或低出生体重儿更多（1000g 的低体重儿，体液可占体重的 86%）。细胞外液量相对多，水分的交换率高。

（2）新生儿血清钾、氯、磷酸盐、乳酸、有机酸含量均稍高；而钠的含量则稍低，且其波动范围较大。

（3）新生儿缓冲系统及肾调节水与电解质的功能不完善。新生儿2周内肾排钠功能差，补钠过多即可引起水肿。

2. 维持输液方法

（1）新生儿细胞外液偏多，心、肺功能差，一般情况下尽可能不用静脉输液。

（2）新生儿肾排钠功能差，体表面积相对大，皮肤及肺的不显性蒸发量大，故补液时，电解质液应减少，否则易引起水肿。速度应缓慢，否则引起心力衰竭。

（3）新生儿肝功能差，若有酸中毒，应选用碳酸氢钠溶液。

（4）新生儿初生头几天内，因有生理性溶血，血钾偏高，一般不宜补钾。

（5）新生儿不能饮水、哺乳时，为维持水、热量的需要，所用维持液量主要为不显性失水量加上尿量，用10%葡萄糖液即可，一般用量见表1-3-3。

表1-3-3　新生儿液体供给量（mL/kg·d）

| 体重（g） | 1~2d（mL） | 3d后（mL） | 15~28d（mL） |
|---|---|---|---|
| 足月儿 | 70 | 80 | 90~100 |
| 1750~2000 | 80 | 110 | 130 |
| 1510~1750 | 80 | 110 | 130 |
| 1250~1510 | 90 | 120 | 130 |
| 1000~1250 | 100 | 130 | 140 |
| 751~1000 | 105 | 140 | 150 |

### 五、静脉输液的注意事项

静脉输液前，应了解病儿的心、肺及肾功能等情况，制订更为适宜的输液方案。在输液过程中，也应经常注意心、肺及肾功能情况，以便了解输液是否适当。

静脉输液，应首先定量、定性、定速、制订输液方案，但也绝不能机械执行，仍应随时注意观察输液效果，症状变化，做必要的调整。

要严格掌握点滴速度，过快易引起心、肺并发症；过慢，则达不到纠正脱水的要求。要注意点滴是否通畅，局部有无肿胀。更要注意输液瓶及输液管内溶液不能滴空。

有尿补钾，补钾的浓度要严格掌握，绝不能超过0.3%，每天需要的氯化钾用量，应于6~8h内均匀给予。

在输液过程中，如出现寒战、发热、荨麻疹等反应时，应立即停止输液。必要时应保留液体，以备查找原因。

严格掌握药物的配伍禁忌。

# 第二篇

## 小儿内科学

# 第一章　新生儿与新生儿疾病

## 第一节　新生儿的分类

### 一、根据胎龄分类

根据胎龄计算是从最后 1 次正常月经第 1 天起至分娩时为止，通常用周表示。

简易胎龄评估法：胎龄周数＝ 27＋总分。

体重＜ 2500g，生后 3d 内住院者，均应评估胎龄，见表2-1-1。

表2-1-1　简易胎龄评估表体征

| 体征 | 0分 | 1分 | 2分 | 3分 | 4分 |
|---|---|---|---|---|---|
| 足底 | 无 | 前半部红痕不明显 | 红痕＞前半部，褶痕＜前1/3 | 褶痕＞前1/3 | 明显深的褶痕＞前2/3 |
| 乳头形成 | 难认，无乳晕 | 明显可见乳晕淡平，直径＜0.75cm | 乳晕呈点状，边缘不突起，直径＜0.75cm | 乳晕呈点状，边缘突起，直径＞0.75cm | — |
| 指甲 | — | 未达指尖 | 已达指尖 | 超过指尖 | — |
| 皮肤组织 | 很薄，胶冻状 | 薄而光滑 | 光滑，中等厚度度疹或表皮翘起 | 稍厚，表皮皲裂、翘起，以手足最为明显 | 厚，羊皮纸样皲裂，深浅不一 |

### （一）足月儿

胎龄满 37~42 周（259~293d）。

### （二）早产儿

胎龄不足 37 周（259d）。

### （三）过期产儿

胎龄＞ 42 周（294d）。

## 二、根据出生体重分类

### （一）低出生体重（LBW）儿

出生体重（birth weight，BW）< 2500g，其中 BW < 1500g 称极低出生体重（VLBW）儿，BW < 1000g 称超低出生体重（ELBW）儿。

### （二）正常出生体重（NBW）儿

2500g ≤ BW ≤ 4000g。

### （三）巨大儿

BW > 4000g。

# 第二节　正常新生儿的特点及护理

正常新生儿指出生时胎龄满 37~42 周，体重在 2500g 以上（通常约 3000g），身长 47cm 以上（约 50cm）无任何畸形和疾病的活产新生儿。

新生儿期是小儿由宫内转变为宫外独立生活的最初适应阶段，身体发生了一系列重大变化，这些解剖及生理上的改变构成了新生儿的特点。正确认识和全面了解这些变化及特点，对于新生儿的细心护理、疾病防治、促进其健康成长、降低死亡率等，都具有重要意义。

## 一、新生儿特点

### （一）一般特征

正常新生儿出生即有响亮的哭声，并即可有吸吮的动作，体重平均为 3000g（2500~4000g），身长平均为 50cm（45~55cm），一般男婴稍重。其外形：头相对较大，四肢较短，因屈肌张力较高而呈屈曲姿态。皮肤红润、丰满，覆有少量纤细胎毛，头发细丝样分条清楚，耳壳软骨发育良好，轮廓清楚。眼常有直视，偶见斜视或震颤。胸廓窄小，腹膨隆。新生儿睡眠时间较长，一昼夜觉醒时间仅 2~3h。因大脑皮质功能发育尚未完善，神经髓鞘没有完全形成，故常出现无意识、不协调的活动。

### （二）皮　肤

胎儿在宫内是浸泡在羊水里，皮肤非常细嫩。生后由于呼吸的建立和受光线、空气、温度的刺激，新生儿出生后5~6h皮肤可出现红斑，称"新生儿红斑"，经1~2d后逐渐消退，有糠麸样脱屑，脱皮后皮肤呈粉红色，亦可因生理性黄疸而有轻度黄染。在鼻尖及两鼻翼处常见黄白色粟粒疹，是因皮脂腺分泌堆积阻塞而成的皮脂栓。

### （三）黏　膜

新生儿口腔黏膜柔嫩，血管丰富，唾液腺发育不良，较干燥。新生儿口腔两侧颊部有脂肪垫隆起，对吸奶有利，称"吸奶垫"，属生理现象。

### （四）呼　吸

胎儿可有微弱而无效的呼吸。胎龄27周以后出生的婴儿即有呼吸能力。胎儿肺泡中含有少量液体，在分娩过程中，胸廓受压，部分液体被挤出并逐渐为空气所取代，仅有薄薄一层留在肺泡壁上。胎儿娩出后，由于缺氧、二氧化碳积聚、血液酸碱度改变、皮肤受外界温度变化的刺激、体位转动及本体感受刺激等，作用于呼吸中枢，使在数秒钟内开始呼吸。

### （五）循　环

生后由于胎盘剥离，脐血管阻塞废用，自主呼吸的建立，使血液循环途径和动力学发生了重大的变化，由胎儿血液循环立即变为正常血液循环。

新生儿的心率较快，120~140次/min，呈胎儿样心音，波动范围也很大，有时有窦性心律不齐及功能性杂音。由于其血管分布特点，血流多集中于躯干及内脏而四肢较少，故新生儿四肢易于发凉或紫绀。

新生儿的血压较低，其收缩压约6.1~10.7kPa（46~80mmHg）。

### （六）血　液

新生儿初生时血液中红细胞为（5.0~7.0）×$10^{12}$/L（500万~700万/mm³），血红蛋白150~230g/L（15~23g/dL），并与断脐的早晚有关，断脐迟者红细胞及血红蛋白都较高，以后逐渐减少。白细胞总数初生时较高，15×$10^9$/L（1.5万/mm³）或更高，以后渐减，至1周末为（10~12）×$10^9$/L左右。血小板约250×$10^9$/L（25万/mm³）或更高。凝血酶原时间略延长。

### （七）泌　尿

新生儿期肾小球滤过率按体表面积计算仅为成人的1/4~1/2，1周岁后才达成人水平。新生儿肾的浓缩功能相对不足，排出钠、钾、氧化物、磷酸盐、尿素氮的功能较差，含钠液进入稍多即可引起水肿。

新生儿可在分娩过程中或生后立即排尿，最初几日因摄入量少，排尿也少，1周后次数明显增多，每日可达20余次。个别新生儿可因尿内含有较多的尿酸盐结晶而使尿液呈粉红色，引起排尿不畅甚至梗死无尿，此时只需多饮水使尿液稀释即可缓解。生后24~48h不排尿时，应仔细寻找其他原因。

### （八）能量代谢和水、电解质平衡

新生儿基础代谢需要量约200kJ/kg·d（50kcal/kg·d），总热能需要：刚出生时200~300kJ/kg·d（50~75kcal/kg·d），10天以后增至400~500kJ/kg·d（100~120kcal/kg·d）。

新生儿体内液体总量占体重的80%，生后头几天需水量50~100mL/kg·d，以后逐渐增至110~150mL/kg·d。出生后数天，新生儿丢失大量水分，是体重减轻的主要原因。

电解质需要量：钠、钾、氯各0.5~2.0mmol/kg·d，由于新生儿刚出生时血钾偏高，生后头几天不必给钾。

### （九）体　温

新生儿生后常有一过性体温下降，经8~12h渐趋正常。适当地采取保暖措施可防止体温下降，以预防新生儿硬肿症及新生儿肺炎的发生，尤其在冬季出生的小儿更为重要。

室温过高时，应设法增加散热，故夏天新生儿卧室应注意通风（但要避免对流风），并给足量的水分。

## 二、新生儿护理

### （一）个人卫生

衣服宜宽大，选用质软不易褪色的棉布缝制为宜。尿布可用吸水性强的软布。新生儿皮肤清洁卫生非常重要。头颈、腋窝、会阴部及其他皮肤皱褶处应勤洗。每次大便后换尿布时都应以温开水冲洗臀部，用清洁软布轻轻拭干后，涂抹鞣酸膏或消毒植物油，可防止尿布皮炎。每天应检查小儿的皮肤及脐部，将身体的上半部及下半部分别清洗，脐带脱落后可用盆浴，每天 1 次，洗澡时要注意保暖，动作要轻快，水温以 36~37℃为宜。脐带一般经 2~7d 自行脱落，需注意脐部清洁，保持干燥，并观察有无渗血、感染。渗血较多者需重新结扎止血。个别新生儿脐带脱落后脐窝有渗出物，可涂 75% 乙醇保持干燥；若有肉芽形成，可用 5% ~10% 硝酸银溶液点灼；有脓性分泌物者可涂 1% ~2% 龙胆紫溶液。

### （二）喂 养

生后即可试哺母乳。目前，国内、外均提倡开始越早越好，新生儿断脐后，尽早于 30min 内裸体放在产妇胸前，并帮助新生儿吸吮母亲乳头，既可防止新生儿低血糖，又可促进母乳分泌。最初几天母乳分泌较少时，要坚持按需喂哺母乳，最好母婴同室，乳量会逐渐增多的。根据吸吮能力，可适当延长或缩短哺乳时间，以吃饱为宜，不规定次数和时间，应当在婴儿啼哭或母亲奶胀时哺喂婴儿，睡眠时间较长应唤醒婴儿，间隔时间最长不应超过 3h。喂乳前母亲要洗手，洗净奶头，喂乳后应将小儿竖起，轻拍其背，排出咽下的空气，防止溢乳，然后右侧卧位。除哺乳外，每天可喂以温开水 30~50mL。

### （三）预防接种

（1）出生后 3d 种卡介苗，以预防结核病。

（2）如孕母或父患乙型肝炎或为携带者，新生儿出生后 1d 内、1 个月和 6 个月时各肌注乙肝疫苗 20~30/kg/ 次，以防母婴传播。如有乙肝高价免疫球蛋白（HBIG），于出生后 24h 先肌注 1 次，然后用乙肝疫苗。婴儿仍可母乳哺养，但当母亲奶头破裂出血或新生儿口腔黏膜破损时暂停喂乳。

### （四）日常观察

应密切观察小儿哺乳情况，有无拒哺、吸乳无力、溢奶或吮奶后紫绀。应注意小儿的哭声，有无高声尖叫、哭声无力或断续呻吟。注意皮肤颜色，有无黄疸、出血点、皮肤化脓感染等。若发现异常情况应及时寻找原因予以处理。

## 三、新生儿几种特殊生理状态

（1）生理性体重下降。

（2）脱水热。

（3）生理性黄疸。

（4）阴道流血（假月经）。

（5）乳腺肿大。

# 第三节 早产儿、足月小样儿的护理

凡胎儿满 28 周至未满 37 周出生的新生儿称为早产儿。胎龄在 38~42 周而体重小于 2500g 者称为足月小样儿。早产儿是由于母亲子宫收缩过早生产所致，而足月小样儿常常由于胎儿在宫内因胎盘功能不全，营养不足或缺氧所致。

## 一、特　点

### （一）一般特征

早产儿和足月小样儿外部特征见表 2-1-2。

**表2-1-2　早产儿和足月小样儿外部特征**

|  | 早产儿 | 足月小样儿 |
|---|---|---|
| 皮肤 | 薄、水肿、发亮、胎毛多、胎脂少、皮下脂肪少、多皱纹 | 极薄、干燥脱皮、胎毛少、胎脂多、皮下脂肪少、多皱纹 |
| 头发 | 细而卷、乱如绒线头 | 细而齐，如梳纹不乱 |
| 耳郭 | 软骨发育差，紧贴颞部，耳舟不清楚 | 如正常新生儿 |
| 颅骨 | 头相对较大，多颅骨软化 | 如正常新生儿 |
| 指（趾）骨 | 软，多未超过指（趾）端 | 如正常新生儿 |
| 乳腺 | 无结节 | 易摸到结节 |
| 跖纹 | 仅见拇趾根部 1~2 条足纹 | 整个足部均有纹 |
| 外生殖器 | 阴囊皱襞少，睾丸未降，大阴唇发育差，常不能遮盖小阴唇 | 如正常新生儿 |

### （二）呼　吸

早产儿的呼吸中枢发育不全，调节功能差。碳酸酐酶不足，生成二氧化碳较少，对呼吸刺激较弱。另外，肺的发育亦不健全，肺泡数量相对较少，弹力组织不发达，肺泡表面活性物质少，黏着力大，肋间肌和膈肌力差。常表现为哭声低弱，呼吸浅快、节律不规则，可出现呼吸暂停或吮奶后有暂时性紫绀。部分早产儿有肺不张或肺透明膜病的可能。

足月小样儿的呼吸器官功能和形态的成熟度基本接近正常新生儿，但因常有胎儿窘迫而发生羊水或胎粪吸入性肺炎。

### （三）消 化

早产儿吸吮能力差，吞咽反射弱，易致呛奶。贲门括约肌较松，幽门括约肌较紧张，胃容量小，故极易溢奶。蛋白质形成不足，肝糖原转化为葡萄糖的能力亦差，因而易发生低血糖症。

足月小样儿消化功能与肝功能比早产儿稍趋完善，但因胎内营养不足，糖原储备少。更易发生低血糖症。

### （四）血 液

早产儿生后头几天，周围血红细胞计数及血红蛋白都较高，几天后迅速下降。部分早产儿可因严重缺乏维生素 E 而引起溶血。早产儿的血小板及凝血因子（如 II 、VII 、IX 、X 因子）均低，且毛细血管壁脆弱，易致出血。

足月小样儿刚出生时血液比早产儿更浓缩，可伴有红细胞增多症。

### （五）神 经

神经系统的功能完善与胎龄关系较大，而与出生体重关系较小，故出生体重相同而胎龄不同的新生儿其传导功能有明显差别。出生后进行神经系统检查，可作为估计胎龄的一个依据。早产儿脑细胞发育更不成熟，多处于抑制，呈嗜睡状态。延髓生命中枢的功能则相对较成熟。足月小样儿因宫内营养不足，脑发育最易受到损害，若有严重发育障碍，则出生后将影响智能及动作的发育。

## 二、护　理

### （一）保　暖

早产儿应特别注意保持体温，一般室内温度宜在 24~27℃，相对湿度保持在 55%～65% 或更高些。胎儿娩出后即放入经过预热的暖包中，可减少其热量的散失，若有条件，最好放入保暖箱内。根据小儿的体重调节暖箱的温度和湿度，体重越轻，箱温越高。日龄越小，箱温越高。若无暖箱也可选用热水袋、热炕、电热毯、红外线灯等方法保持体温，但须注意防止温度过高或烫伤，并应注意湿度。

### （二）喂　养

早产儿和足月小样儿的合理喂养是保证其生长发育的关键，但能量需要有较大的个体差异，不能硬性规定，在喂养时需考虑以下几个方面：

（1）开始喂奶时间：一般较正常新生儿稍迟。为防止低血糖发生，现在多主张提前喂养。

（2）乳汁的选择：首选母乳，如无母乳可给早产儿配方奶，开始时乳品先稀释一倍（1：1），以后逐渐增加浓度。

（3）哺乳的量及次数：体重在 1000g 以下者，开始哺乳每次 2mL，1000g 以上者为 4mL，1500g 以上者为 8mL，2000g 以上者为 12mL。根据消化能力及食欲逐渐加奶，一般每次加 1~2mL。喂奶时间依出生体重而异，不足 1500g 者间隔 1~2h，1500g 以上者间隔 2~3h，至喂奶量较多时，间隔时间可适当延长。

（4）喂养方法：能吸吮者可直接哺喂母乳。若吸吮能力差或出现紫绀，应改用滴管，必要时喂奶前吸氧 15min。若吸吮、吞咽能力均不良者，应采用胃管授乳，可用早产儿胃管或 8 号导尿管，每 3~7d 更换一次。

（5）维生素：生后第 2 周即可开始给维生素及浓缩鱼肝油滴剂，可由每日 1 滴增加到每日 3~6 滴。

### （三）防止窒息及给氧

出生后应立即清理口腔及呼吸道分泌物以防窒息。若有缺氧及窒息，应立即给氧或行人工呼吸。由于早产儿呼吸功能不全，生后可间歇供氧，给氧浓度以 30%～40% 为宜，最好含有 6%～10% 的二氧化碳，可刺激呼吸中枢改善呼吸。用氧浓度过高或时间过长，可引起晶体后纤维增生而失明，须加注意。

### （四）防止出血

早产儿常有出血倾向。可肌注维生素 $K_1$ 1~5mg，每日 1 次，连续 3d，必要时可输新鲜血或血浆。

### （五）预防感染

消毒隔离制度和病室要求同新生儿护理，应加强对脐部、皮肤皱襞、口腔及臀部的护理，一旦发现感染灶，要立即认真处理。

# 第四节　新生儿溶血病

新生儿溶血病是由于母亲体内存在着与其胎儿不匹配的 IgG 性质的血型抗体引起的同种被动免疫性疾病。凡是以 IgG 性质出现的血型抗体都可引起新生儿溶血病。目前，已经发现的人类血型抗原有 400 种以上，分为 26 个血型系统和三组血型抗原。引起新生儿溶血病的抗体以 ABO 和 Rh 系统的抗体为多见，其他血型则少见。此病是一种同族免疫性溶血，与遗传有关。以黄疸、贫血、水肿、肝脾肿大为特征，是新生儿期特有的病理性黄疸之一。

## 一、Rh 血型不合溶血病

Rh 血型系统包括 6 种抗原，C 与 c、D 与 d、E 与 e。其中 D 抗原最早被发现且抗原性最强，故具有 D 抗原时称为 Rh 阳性；缺乏 D 抗原为 Rh 阴性。6 种抗原的抗原性依次为 $D > E > C > c > e$，临床以 RhD 溶血病最常见。Rh 阴性的频率在种族中有差别，我国汉族人群中低于 0.5%，而在有些少数民族中约占 5% 以上。

Rh 血型不合时，如胎儿为 Rh 阳性（传自父亲）而母为 Rh 阴性，孕晚期或分娩时，Rh 抗原进入母体血液循环，刺激母体发生初发免疫反应，从而产生较弱的 IgM 抗体，因不能通过胎盘，故不产生胎儿溶血。若再次妊娠有 Rh 抗原进入母体时，即发生次发免疫反应，此反应快作用强，且为 IgG 抗体，可经胎盘进入胎儿循环，使胎儿红细胞大量溶解，引起溶血症。

**（一）诊断精要**

1.病史

母亲为 Rh 阴性，父亲为 Rh 阳性；既往有流产、死胎，或曾分娩过婴儿有胎儿水肿的孕产史，了解 Rh 阴性母亲既往有无输血或血液制品史。

2.临床表现

（1）胎儿水肿：不少胎儿水肿常为死胎，活产的大多为早产，若不及时治疗常于生后不久死亡。水肿的发生于低蛋白血症及心力衰竭有关。

（2）黄疸：生后 24h 内（常在 4~5 h）出现并迅速加重。于生后 3~4d 达高峰；血清总胆红素超过 340μmol/L（20mg/dL）者不少，以间接胆红素升高为主。

（3）贫血：程度不一，脐带血红蛋白轻度溶血＞140g/L；中度溶血＜140g/L，重度可＜80g/L，且常伴有胎儿水肿。出生后溶血继续进展，贫血程度加重。部分 Rh 溶血病患儿在生后 2~6 周发生明显贫血（Hb＜80g/L），称为晚期贫血。

（4）肝、脾大：轻者轻度肿大，重者肿大明显。

（5）胆红素脑病：见于高胆红素血症；表现为嗜睡，哭声小，拒奶，吸吮反射、拥抱反射减弱或消失，肌张力改变，角弓反张，抽搐，发热等。

（6）出血倾向：见于重者，表现为皮肤瘀斑、淤点、颅内出血、肺出血等。

3.辅助检查

（1）血常规：红细胞计数、血红蛋白下降，网织红细胞、有核红细胞增多。

（2）血清胆红素：总胆红素升高，以间接胆红素升高为主。

（3）血型测定：母婴之间是否存在 Rh 血型不合。

（4）血型抗体测定：可用溶血病 3 项试验以确诊。①直接抗人球蛋白试验。阳性，说明婴儿红细胞被血型抗体致敏。②释放试验。此法较为敏感，并可以了解是哪种 Rh 血型抗体。③游离抗体检测。阳性结果表示有血型抗体存在，并可了解抗体类型。

**（二）治疗精要**

抑制溶血，降低血清胆红素，防止胆红素脑病发生，纠正贫血。如出生时胎儿有水肿、贫血、腹水、心功能不全要尽快给予交换输血；若以黄疸为主要表现时可应用光疗、交换输血及某些辅助药物；新生儿晚期的贫血则需输血治疗。

### （三）处方选择

1. 丙种球蛋白

0.5~1g/kg，静脉滴注。因 IgG 可阻断 PC 受体，抑制溶血过程。

2. 白蛋白

1~2g/kg/d，静脉滴注，用 2~3d。用于预防胆红素脑病。

### （四）经验指导

（1）光疗时增加皮肤暴露面积可提高疗效。光源以蓝光最常用。灯管与小儿的距离及灯管寿命均与疗效有一定关系。

（2）光疗不能阻止溶血。

## 二、ABO 血型不合溶血病

新生儿母婴血型不合溶血病以 ABO 溶血最常见，主要发生在母亲为 O 型血，胎儿为 A 型或 B 型血。

### （一）诊断精要

1. 病史

母亲为 O 型血，父亲为 A 型、B 型或 AB 型；既往孕产史有 ABO 溶血患儿等，提示新生儿有发生 ABO 溶血的可能。

2. 临床表现

与 Rh 溶血相比，症状较轻；以黄疸为主要症状，轻者易被判断为"生理性黄疸"。

3. 辅助检查

（1）血型测定：确定母、婴 ABO 血型不合。

（2）血型抗体试验：直接抗人球蛋白试验、抗体释放试验及游离抗体 3 项试验，其中前 2 项试验阳性表明小儿红细胞已致敏，可以确诊，以释放试验阳性率高。若仅游离抗体阳性只能表明小儿体内有抗体，并不一定致敏，故不能作为确诊依据。

（3）血常规、血清胆红素检查：同 Rh 溶血病。

### （二）治疗精要

治疗原则同 Rh 溶血病，重点是降低血清胆红素，防止胆红素脑病。

**（三）处方选择**

同 Rh 溶血病。

**（四）经验指导**

同 Rh 溶血病。ABO 溶血病在新生儿后期可出现贫血，需定期检测血常规。

# 第五节　新生儿出血病

本病系新生儿出生 2~5d 内暂时性凝血障碍引起的自然出血。新生儿出血病又称新生儿自然出血症、维生素 K 缺乏症，是由于维生素 K 依赖凝血因子显著缺乏所引起的一种自限性疾病，好发于新生儿早期，多表现为消化道出血。目前由于维生素 $K_1$ 的广泛应用已较少发病。

## 一、诊断精要

### （一）病史特点

母亲产前如使用抗惊厥药（苯妥英钠、巴比妥盐）、抗凝药（双香豆素）、利福平、异烟肼等；单纯母乳喂养（人乳中维生素 K 的含量远远低于牛乳）；长期的饥饿或静脉营养；腹泻、长期应用抗生素（影响维生素 K 的合成），肝胆疾病，先天性胆道闭锁（影响维生素 K 的吸收）均可以导致维生素 K 缺乏。

### （二）临床表现

突然发生出血，注射维生素 K，后几小时内可停止出血，或输注新鲜冰冻血浆或凝血酶原复合物治疗 1~2d 可迅速止血。出血量大，伴有失血性贫血。根据发病时间有以下 3 种类型。

（1）早期出血。

（2）典型的新生儿出血病。

（3）迟发性出血。少数母乳喂养儿出血发生在出生后 1~3 个月，病前大多健康，半数患儿有抗生素使用史。此外长期的饥饿或静脉营养亦可导致。

### （三）实验室检查

（1）凝血功能实验：出血时间及血小板计数正常，凝血酶原时间（Pr）及部分凝血活酶时间（APTF）延长。

（2）血常规：血小板正常，血红蛋白、红细胞可有不同程度的下降，血白细胞计数可正常或稍升高。

（3）维生素 K 依赖因子的定量、半定量实验。

（4）脑脊液检查：可区分是颅内出血或中枢感染，但给颅内压较高的患儿做腰穿时要控制脑脊液流出的速度，警惕脑疝发生。

### 二、治疗精要

立即补充维生素 $K_1$，补充凝血因子，控制出血，纠正贫血及对症处理。

### 三、处方选择

维生素 $K_1$：5~10mg，静注，或肌注，连用 3~5d。

若出血不止，可用凝血酶原复合物每次 20U/kg，静注，6h 后可重复 1 次。

输新鲜冰冻血浆或全血：10~20 mL/kg，以补充凝血因子，纠正贫血。

### 四、经验指导

（1）应注意与以下疾病鉴别。①咽血综合征：生后不久即发生，洗胃后呕吐即止，无凝血机制障碍。可做碱变性试验。②消化性溃疡、胃穿孔早期及坏死性小肠结肠炎：常有原发病史，而无全身凝血机制障碍。③产伤性出血：多发生于先露部位。

（2）严密监测生命体征，观察血压的变化，随访血红蛋白的变化，警惕出血性休克，避免深静脉穿刺。

（3）早产儿因肝脏功能不成熟，肝脏合成凝血因子受限，单纯用维生素 $K_1$ 不易止血，往往需要使用凝血酶原复合物或输注新鲜血浆或全血。

（4）对患儿需长期随访，观察神经系统后遗症的发生。

（5）建议预防新生儿出血病发生的制度。

# 第六节 新生儿败血症

新生儿败血症的主要感染来源有污染的羊水，包括羊膜早破、产程过长，亦可由于血液循环障碍，致病细菌易透过羊膜而发生感染；出生时经产道感染，如自然分娩或产伤；出生后经脐、皮肤及黏膜感染。因新生儿对化脓性细菌的抵抗力差，表现有皮肤及淋巴组织的屏障功能低，血液补体少，白细胞吞噬力不足，使细菌容易从轻微的局部病灶进入血液；此外，产生特异性抗体的能力不足，又不能从母体获得足够抗体。常见的病原菌有大肠杆菌、葡萄球菌、β-溶血性链球菌等。此外，肺炎双球菌、厌氧菌也可致病。宫内及产道感染以大肠杆菌多见；出生后感染则以葡萄球菌多见。新生儿败血症可同时产生脑膜炎、肝脓肿、肺炎等病灶。临床症状在生后 24h 内出现者，一般认为是由于产前感染所致。

## 一、诊断精要

确诊有赖于病原菌或病原菌抗原的检出。如血培养有致病菌，或血培养与脑脊液、尿、浆膜腔液为同一病原菌可确诊。如病原学指标阴性，根据病史中有高危因素，临床感染、中毒症状体征，周围血常规改变如中性粒细胞增高，CRP 增高及治疗反应等可考虑临床诊断败血症。

## 二、治疗精要

早期使用抗生素、联合用药、疗程足够；支持治疗；并发症处理。

（1）控制感染。

（2）支持治疗。

①保持水、酸碱和电解质平衡。

②保温、保证热卡供给。

③重症者可使用静脉丙种球蛋白，200~600mg/kg，每天 1 次，根据病情使用 1~5d。有条件的地方可以进行交换输血，换血量 100~150mL/kg。

（3）积极控制休克。

## 三、经验指导

在病原不明时，目前大多采用三代头孢菌素与耐酶青霉素联用。因新生儿败血症极易合并化脓性脑膜炎，故至少应有1种抗生素具有良好的血－脑脊液屏障通透性。因目前金黄色葡萄球菌大多对青霉素耐药，故常用耐酶青霉素或万古霉素。大肠埃希菌大多对氨苄西林耐药，故常选用三代头孢菌素。链球菌大多对青霉素和氨苄西林敏感。

氨基苷类抗生素对大肠杆菌等C–杆菌及金黄色葡萄球菌均有良好抗菌活性，但由于其明显的耳毒性和肾毒性，因此不推荐在新生儿使用。新生儿肝肾功能尚不成熟，药物代谢及药物动力学与儿童及成人有很大差异，故应严格控制使用剂量，尽量减少药物毒副作用。

# 第七节　新生儿休克

## 一、概　述

休克（Shock）是由于多种因素直接或间接引起的细胞损害，特别是细胞内分子生物学变化所致的急性微循环功能不全综合征。由于循环系统不能满足组织代谢要求，因而引起多器官系统的衰竭。

## 二、诊断要点

### （一）病　史

1. 低血容量休克

主要由于新生儿失血、失液引起。其中失血的原因有胎—母或胎—胎输血、前置胎盘、胎盘早剥、胃肠道出血、脏器破裂、DIC等引起。失水的原因以呕吐、腹泻为主。

2. 心源性休克

先天性心血管畸形，心脏疾患或新生儿窒息、持续肺动脉高压等引起的心功能不全，也可因气胸、间质肺气肿、心包积液、积血等造成回流障碍导致心排血量减少。

3.感染性休克

主要由于肠道革兰氏阴性杆菌，B族溶血性链球菌或葡萄球菌的内毒素作用所致。

### （二）临床表现

1.休克前期

为代偿期，此期血管渗透性增加，心搏出较多的血来进行代偿，表现为体温高低不定，皮肤色红干燥温暖，血压正常、压差大、心率增快，体内乳酸增多以二氧化碳减少代偿。

2.休克期

即由代偿进入失代偿，表现一些是代偿征象。如血压低，心率快，脉如线状，脉压减小，皮肤湿冷甚至出现硬肿，呼吸快而浅，体温不升，尿少甚至无尿，血乳糖升高，反应低下，表现为嗜睡或昏睡。也有先激惹后转为抑制的，肌张力减弱。

上述症状并非每个患儿都会出现，尤其是早期轻症患儿，而血压降低是晚期重症休克患儿的表现，此时治疗已较困难。为了早期诊断，早期治疗，要及时判断休克的程度。

### 三、辅助诊断

（1）血气分析。

（2）心电图。

（3）中心静脉压（CVP）：正常值 0.4~0.7kPa（4~7cmH$_2$O），如 < 0.4kPa（4cmH$_2$O）示回心血量不足，心源性休克和败血症休克时 CVP 增高，低血容量休克时 CVP 常降低。

（4）DIC 实验。

### 四、治 疗

### （一）病因治疗

针对病因积极治疗原发病。

### （二）纠酸扩容

（1）病因明确的失血性休克：首选全血输入，其次为血浆，首剂 10~20mL/kg，0.5h 输完，紧急处理后再按计算量补充。对于失水性休克，首先补充等张含钠液，一般用 2：1 液 15~20mL/kg，1h 内静脉输入，如酸中毒严重可适量增加等张碳酸氢钠，此后给 1/2 张含钠液 30~40mL/kg 于 8~12h 内输入。休克纠正后进入最后阶段给 1/6 张含钠液，通常用 5：1 液（葡萄糖：0.9% 氯化钠溶液）以每小时 6mL/kg 速度输入，于纠正酸中毒后补充钙剂，见尿补钾。扩容有效指标是血压上升，心率正常，皮肤红润温暖，尿量大于每小时 1mL/kg。

（2）心源性休克：主要针对病因治疗，输液应保持最低量，纠正低血糖，低血钙，如为心肌炎引起可静脉给维生素 C 及多巴胺，如为心律失常可选用抗心律失常药物或直流电转复。

（3）感染性休克：用抗生素积极抗感染，适当扩容，可用大剂量肾上腺皮质激素对抗内毒素，应用血管活性药物及其他支持疗法。

**（三）血管活性药物**

（1）多巴胺剂量常用 2~10μg/（kg·min），可增强心肌收缩力，选择性扩张冠状动脉，肾动脉。

（2）酚妥拉明，常用量 2~5μg/（kg·min），酚妥拉明可解除血管痉挛和血液淤滞，改善灌流，增强心肌收缩力，扩张支气管，改善通气。

**（四）纳洛酮**

剂量为 0.01~0.03mg/kg，最大剂量 0.1mg/kg 静脉推注，必要时可重复应用。其主要作用为拮抗内源性物质 β-内啡肽介导的休克。

**（五）呼吸支持疗法**

休克患儿常出现呼吸困难即呼吸浅慢，或呼吸暂停，或血气 $PaCO_2 > 8kPa$，吸 50% 氧时 $PaO_2 < 5.33kPa$，以及肺出血，如出现上述情况之一者，必须及早用呼吸机辅助呼吸支持治疗。

# 第八节　新生儿黄疸

新生儿黄疸是指新生儿时期发生的血清胆红素浓度过高，而引起的巩膜、皮肤、黏膜和组织的黄染现象，又称新生儿高胆红素血症。由于新生儿时期胆红素代谢特点及引起胆红素代谢紊乱的原因较多，故黄疸在新生儿时期多见。严重者尚可引起核黄疸（胆红素脑病）。

## 一、新生儿胆红素代谢特点

### （一）胆红素产生较多

宫内的缺氧环境使红细胞数量相对较多。出生后肺呼吸建立，血氧分压升高，过多的红细胞迅速被破坏，加之红细胞寿命较成人短（80~100d），其他来源的胆红素亦比成人多，故胆红素的产生较多。据计算成人每日生成胆红素量是3.8mg/kg，新生儿是8.5mg/kg。

### （二）肝细胞摄取未结合胆红素（间接胆红素）的能力差

肝细胞内有特殊的受体蛋白（Y与Z蛋白）与未结合胆红素的结合能力远较血浆白蛋白强，故能夺取与血浆白蛋白联结的胆红素至肝细胞内进行代谢。

### （三）肝的酶系统发育不完善

未结合胆红素在肝细胞内主要通过葡萄糖醛酸转移酶的作用，与葡萄糖醛酸生成结合胆红素（直接胆红素）。新生儿时期该酶系统的发育尚不成熟，使未结合胆红素不能有效地生成结合胆红素而从肝排出。此酶在足月新生儿生后1周左右开始增多，早产儿则更晚。

### （四）肠壁吸收胆红素增加

由于生后头几天肠道内正常菌群尚未建立，结合胆红素被还原成粪胆原较少，而且肠道内含有较多的β-葡萄糖醛酸苷酶，可使结合胆红素又被水解为未结合胆红素和葡萄糖醛酸，未结合胆红素则可被肠道吸收并进入血液循环而达肝，故构成新生儿"肠-肝循环"增加的特点。

## 二、新生儿黄疸分类

### （一）生理性黄疸

新生儿在生后2~3d开始出现黄疸，4~5d最明显，7~14d自然消退，一般情况良好，称"生理性黄疸"。是由于新生儿胆红素代谢特点所致，使血清内未结合胆红素蓄积而呈现黄疸。血清胆红素浓度一般在68.4~85.5μmol/L（4~5mg/dL），最高不超过205.2μmol/L（12mg/dL）。若黄疸出现过早、过重，消退延迟、退而复现或日益加重者均应考虑为病理性黄疸。

### （二）病理性黄疸

若黄疸出现在 24h 内，黄疸程度重，血清胆红素浓度超过 205.2μmol/L（12mg/dL），早产儿超过 256.5μmol/L（15mg/dL）；黄疸持久不退，持续时间超过 2 周（早产儿超过 4 周）；黄疸退而复现或进行性加重者均应考虑为病理性黄疸。

## 三、引起新生儿黄疸的常见疾病

### （一）新生儿败血症及其他感染

新生儿时期某些重症感染（如败血症、尿路感染等）时黄疸常较明显，可能是由于感染毒素使红细胞破坏增加，并使葡萄糖醛酸转移酶的结合能力受到抑制所致。新生儿早期感染时常以未结合胆红素的升高为主，在新生儿晚期感染时肝处理未结合胆红素的能力多已成熟，且因肝细胞混浊、肿胀、变性、坏死影响胆红素的排泄，故结合和未结合胆红素均可升高。黄疸常在生理性黄疸基础上加重，迟迟不退或退而复现。同时伴有感染的其他征象。血培养有助于诊断。感染控制后黄疸可消退。

### （二）新生儿肝炎

多数由病毒引起，如巨细胞病毒、乙肝病毒、风疹病毒、疱疹及甲肝病毒等。因新生儿时期肝受损害时常出现多核巨细胞，故亦称巨细胞性肝炎，是新生儿肝再生反应的一种表现。

起病较缓慢，多于生后 2~3 周出现黄疸，持续加重并伴厌食、呕吐、体重不增等症状，肝轻至中度肿大且质稍硬，边缘光滑。出生时大便颜色尚正常，病后可变为淡黄色或灰白色。尿色深黄、尿胆红素及尿胆原可阳性，血胆红素升高，以结合胆红素为主，血清谷丙转氨酶升高。

治疗上可用中药（茵陈汤加减）。激素常用泼尼松 2mg/（kg·d）口服，2~4 周后减量，可连服 2~3 个月。此外宜佐以保肝治疗，补充各种维生素，并应预防其他感染。

### （三）先天性胆道畸形

先天性胆道畸形有胆总管、肝管或肝内胆管发育不全、狭窄或闭锁等类型。临床以肝内胆管闭锁多见。近来认为这类胆道发育异常与胎内感染有关。因胆汁不能经胆管流入肠内，致胆汁淤积引起阻塞性黄疸，并可引起肝组织弥漫性的破坏，纤维组织增生和肝细胞再生。多数病儿于生后 1~2 周黄疸开始明显，并呈进行性加重，皮肤可呈黄绿色，肝明显增大，边缘坚硬光滑。大便灰白色，偶因黄染的胆道上皮脱落及胆红素从肠道分泌亦可使大便外表稍呈黄色。尿色深黄、尿胆红素阳性。血中结合胆红素持续升高，早期肝功能多属正常，以后渐出现异常。病初营养状况尚可，日久因脂肪及脂溶性维生素吸收障碍而致营养不良。晚期（3~6 个月后）可引起胆汁性肝硬化及门静脉高压症，故应争取在 3 个月内做出诊断，早期手术治疗。

### （四）胆汁淤积综合征

有的新生儿由于肝内胆管发育欠成熟，有的新生儿由于黏稠的胆汁阻塞于胆管内可引起肝内胆汁淤积，形成暂时性胆管梗阻。症状和先天性胆道闭锁相似，黄疸常于出生后 1 周就很明显，有时可轻重变异，粪便中可间断性地出现胆红素，有时黄疸可自行缓解。可用肾上腺皮质激素口服或静脉滴注，疗程一般为 6 周。中药茵陈汤加减也有一定疗效。经适当治疗后，多于生后 4~8 周痊愈。若不见好转应考虑为先天性胆道畸形。

# 第九节　新生儿破伤风

新生儿破伤风是新生儿生后脐部感染破伤风芽孢梭菌（破伤风杆菌）引起的一种急性感染性疾病，临床上以牙关紧闭、苦笑面容、全身肌肉呈阵发性、强直性痉挛为其特征。又名"七日风""脐风""锁口风"。

## 一、病因与发病机制

破伤风的病原体是破伤风芽孢梭菌，为革兰氏阳性厌氧菌，该菌广泛存在于土壤和人、畜的粪便中，生存能力很强，其芽孢在土壤中可生存数年之久。煮沸 1h 或高压蒸汽中 5min，1%升汞 2~3h，5%苯酚溶液中 10~12h 才被灭活。遇光或变成芽孢时停止活动。当接生时消毒不严格，或护理时不注意清洁，使破伤风芽孢梭菌侵入脐部，脐带残端坏死组织及无氧条件有利于该菌的生长繁殖，产生强烈的外毒素。毒素沿神经轴索或淋巴、血液而作用于神经肌肉传递介质与脊髓、延髓和脑桥的运动神经细胞，引起全身肌肉痉挛。

## 二、临床表现

潜伏期 3~14d，以 4~8d 发病为多。潜伏期越短，病情越重，预后越差。首先出现的症状是咀嚼肌痉挛引起的下颌关节强直，牙关紧闭和不能张口吸吮。由于口轮匝肌痉挛使口唇皱缩撅起，面肌和眼轮匝肌痉挛使眼面部肌肉痉挛，呈典型苦笑状。额皱眉举，口角外牵而现苦笑状面容为本病特征性表现。继而躯干及四肢强直，呈阵发性痉挛。轻微刺激（声、光、接触、饮水、针刺等）均可引起痉挛发作或使之加重。痉挛发作越频繁，痉挛时间越长，则病情越重。病儿神志清晰，早期多不发热，后期可因全身肌肉痉挛或继发感染而体温增高。

若能及时处理使病儿度过痉挛期，多于 1~4 周后痉挛减轻、发作减少而趋好转。牙关紧闭现象一般最后消失。

新生儿破伤风易并发肺炎、肺不张，也有并发败血症者。

## 三、诊　断

根据其接生史，发病史，牙关紧闭、苦笑面容等典型表现，诊断一般不难。早期仅吸吮困难，尚无其他表现时，可用压舌板对患儿进行咽部检查，如压舌板轻压时会引起牙关紧闭即可诊断。

## 四、预　防

积极推广无菌接生法。

接生时如遇到紧急接生而来不及消毒时，可将刀在火上烧红冷却后断脐（脐带残端留得长些，以留作再次处理），线绳在碘酒中浸泡后结扎脐带。

对未经严密消毒接生的婴儿，应争取在 24h 内将残留脐带远端剪掉，重新结扎，近端用 1 : 4000 高锰酸钾溶液或 3% 过氧化氢溶液清洗后涂以 2.5%~3% 碘酒，同时肌肉注射破伤风抗毒素 1500~3000U 或破伤风免疫球蛋白 75~250U。

## 五、治　疗

### （一）一般治疗

避免一切不必要的刺激；避免呼吸道感染；供给足够的营养和水分，可管饲乳汁及药物（插管前应给止痉挛药，最好经口插入），宜少量多次，缓慢注入，并应注意管饲液的温度。若入量较少，伴呕吐或痉挛者应给予静脉补液。需要时可给少量全血或血浆。

### （二）抗毒素

脐部周围皮下注入破伤风抗毒素 3000~5000U。

### （三）止 痉

痉挛可导致能量消耗、缺氧和窒息，故止痉十分重要。常用药物有：

1. 地西泮

每次用量 0.5~1.5mg，每 4~8h1 次，肌肉注射或静脉缓注，此药松弛横纹肌作用强，见效快，毒性小。

2. 复方氯丙嗪

每次用量 3~6mg，每 4~8h1 次，肌肉注射或静脉滴注。

3. 巴比妥类

苯巴比妥剂量较大时有抗痉挛作用，负荷量 10~20mg/kg 肌注，维持量 3~5mg/（kg·d）。

4. 水合氯醛

该止痉药物的应用因个体差异较大，止痉药最好用到不刺激病儿时无痉挛、刺激时仅肌张力增加为止，肌肉松弛表示用药过量。痉挛控制后逐渐减少用药量和次数，然后停药。

### （四）控制感染

青霉素能抑制破伤风芽孢梭菌，从而减少外毒素的产生，一般用量为每日 30 万 ~50 万 U，肌肉注射或静脉滴注，疗程 7~10d。如继发感染可酌情选用其他抗生素。

### （五）脐部处理

处理脐部可使破伤风芽孢梭菌失去其生存条件，减少外毒素的产生。

### （六）其他治疗

高热时应退热，有缺氧、紫绀时应供氧，因痉挛窒息者应行人工呼吸，必要时可作气管切开和加压给氧。呼吸衰竭时可给呼吸兴奋剂，脑水肿时应给脱水剂。

# 第二章　呼吸系统疾病

## 第一节　小儿呼吸系统的生理特点

### 一、生理特点

#### （一）呼吸深浅度及频率

小儿肺活量较小，潮气量（每次呼吸量）也小，但小儿的新陈代谢旺盛，相对需氧量多，加以小儿胸廓解剖特点的限制，故小儿呼吸浅表，呼吸频率快，年龄越小呼吸频率越快，以新生儿，尤其早产儿更为明显，见表2-2-1。

表2-2-1　小儿年龄与呼吸次数的关系

| 年龄 | 呼吸次数 /min |
|---|---|
| 新生儿 | 40~50 |
| 1 岁以下 | 30~40 |
| 2~3 | 25~30 |
| 4~7 | 20~25 |
| 8~14 | 18~20 |

#### （二）呼吸型

婴幼儿的肋骨呈水平位，呼吸肌发育不全，胸廓活动范围小，所以呼吸时以膈的升降为主，故呈腹式呼吸。随年龄的增长，小儿站立行走，膈和腹腔器官的下降，呼吸肌渐发达，肋骨由水平位逐渐呈斜位，小儿出现混合型呼吸，即胸腹式呼吸。

#### （三）呼吸功能的特点

小儿肺活量，系指一次深吸气后的最大呼气量。在安静时年长儿仅用肺活量的12.5%来呼吸，而婴儿则需用30%左右，这说明婴幼儿呼吸潜在量较差。

## 二、免疫特点

呼吸道能分泌多种免疫球蛋白，而以分泌型 IgA 为主，能增强呼吸道黏膜抵抗病原微生物的能力。

# 第二节　急性上呼吸道感染

急性上呼吸道感染（AURI）简称上感，或称感冒，是鼻咽部的急性卡他性炎症。受凉是上感的主要原因。病原体 90％是病毒，少数是肺炎支原体和细菌。

## 一、诊断精要

### （一）临床表现

（1）一般类型上感：①症状。发热、头痛、烦躁不安、全身不适、食欲不振。部分婴幼儿有呕吐、腹泻、腹痛等消化道症状。局部症状包括：鼻塞、流涕、喷嚏、咽痛、咳嗽等。②体征。常见咽部充血，扁桃体肿大，严重者扁桃体会有脓性分泌物，下颌和颈部淋巴结肿大，肠道病毒感染者可见皮疹。

（2）两种特殊类型上感：①咽结合膜热。由腺病毒 3、7 型引起，多在春夏季发病。以发热、咽炎、结膜炎为特征，颈淋巴结长大，病程 2 周左右。②疱疹性咽炎。病原体为柯萨奇 A 病毒，夏秋常见。临床表现为高热、咽痛、厌食、呕吐等。查体可见咽充血、扁桃体肿大，软腭、硬腭及悬雍垂上出现 2~4mm 大小灰白色疱疹，并变成小溃疡，吞咽时有疼痛感，病程 1 周左右。

### （二）实验室检查

病毒感染时血白细胞总数正常或偏低，而分类计数淋巴细胞相对较高。细菌感染时白细胞总数增多，而中性粒细胞增高。

### （三）并发症

可引起中耳炎、鼻窦炎、咽后壁脓肿、扁桃体周围脓肿、颈淋巴结炎和下呼吸道感染等。

## 二、治疗精要

### （一）一般治疗

注意休息，多饮水，饮食宜清淡，补充大量维生素 C 等。

### （二）抗感染治疗

抗病毒药物中可试用利巴韦林（病毒唑），疗程 3~5d。细菌感染者选用适宜的抗生素，常用者为青霉素、大环内酯类抗生素及复方新诺明等。

### （三）对症治疗

（1）高热可口服对乙酰氨基酚或布洛芬，亦可进行物理降温。

（2）发生高热惊厥者予以镇静、止惊。

（3）咳嗽剧烈可口服复方甘草合剂等。

### （四）中医中药

按辨证施治原则，常采用桑菊饮、桂枝汤、葱豉汤、杏苏饮、麻黄汤等。

## 三、处方选择

处方 1：试用于抗病毒治疗。利巴韦林 10~15 mg/（kg·d），分 3 次，口服，亦可静脉点滴。

处方 2：用于解热镇痛。对乙酰氨基酚每次 10mg/kg，口服，必要时 4~6h1 次。

处方 3：用于高热惊厥。苯巴比妥每次 5mg/kg，肌注，立即。

## 四、经验指导

向病儿家属说明本病系自限性疾病，恢复需要一定时日，以便取得家属在治疗上的合作。

由于 90% 的上呼吸道感染由病毒所引起，故应避免不恰当地使用抗生素。

中药治疗本病有很好的效果，副作用小，中成药服用和携带均方便，亦有较好疗效。

# 第三节 支气管哮喘

## 一、治疗精要

1.发作期快速缓解症状：该时期主要是抗感染、平喘。

2.缓解期防止症状加重或反复：该时期主要是抗感染、降低气道高反应性，防止气道重塑，避免诱发因素，做好自我管理。在各级治疗中，每1~3个月评估1次治疗效果，一旦症状得以控制，应巩固至少3个月，然后降级治疗，直至确定维持哮喘控制的最小剂量。若疗效不佳，要立即升级治疗。如果坚持以上治疗效果不好，患儿对某种变应原高度敏感，且难以避免接触该变应原，有条件的医院可开展变应原的特异性免疫治疗。

哮喘危重状态的治疗：保持患儿安静，必要时使用镇静药物。给予氧疗，以缓解低氧血症。β2-受体激动剂是儿童危重哮喘的首要治疗药物，可以雾化吸入或静脉给药。除吸入型β2-受体激动剂外，亦可使用肾上腺素皮下注射，每次1∶1000肾上腺素0.01 mL/kg，儿童最大剂量为0.3 mL。必要时可每20min使用1次，不能超过3次，要注意观察心血管等不良反应的发生。全身性糖皮质激素应尽早应用。药物剂量：琥珀酸氢化可的松4~8 mg/kg或甲基泼尼松龙0.5~2 mg/kg，每天4~6h1次，静脉滴注。若用间歇给药方法，每6h缓慢静脉滴注4~6mg/kg。如果经过上述治疗，患儿仍有持续性严重呼吸困难，吸入40%氧气紫绀仍无改善，$PaCO_2 \geq 8.6kPa$（$\geq 65mmHg$），应及时给予辅助机械通气。

## 二、处方选择

### （一）如为中度持续性哮喘，可选用以下处方

（1）沙美特罗氟替卡松粉吸入剂：50/100μg，2次/d，吸入。

（2）布地奈德定量气雾剂：200μg，2次/d，吸入。

（3）氟替卡松定量气雾剂：125μg，2次/d，吸入。

（4）沙丁胺醇片：6岁以上儿童，2.4 mg，3次/d，口服；6岁以下儿童0.8~2.4mg，3次/d，口服。

（5）盐酸丙卡特罗片：6岁以上儿童，25μg，2次/d或每晚1次，口服；6岁以下儿童，1.25 μg/kg，2次/d，或每晚1次，口服。

## （二）哮喘急性发作时，可选用以下处方

（1）琥珀酸氢化可的松：4~8mg/kg，每4~6h 1次，静脉滴注。

（2）甲基泼尼松龙：0.5~2mg/kg，每4~6h1次，静脉滴注。

（3）沙丁胺醇气雾剂：第1小时每20min吸入1次，以后每2~4h可重复吸入；药物剂量：每次沙丁胺醇2.5~5mg。

## 三、经验指导

在小于3岁的婴幼儿，喘息性疾病常由于病毒感染所引起，若无特应性体质（如湿疹）及特应性家族史，喘息症状通常在学龄前期消失。发生喘息的另一类婴幼儿具有特应性体质及特应性家族史，或伴有过敏性鼻炎，或血嗜酸性细胞54%，其喘息症状常持续整个儿童期直至成人。不论以上哪种类型的喘息都可增加支气管反应性，早期抗哮喘药物应用均属必要，符合儿童哮喘早期干预的原则。

一些婴幼儿哮喘的最初症状为反复或持续性咳嗽，稍后出现呼吸困难及喘息，常被误诊为上或下呼吸道感染，反复使用抗生素治疗无效，这类病例应及时给予抗哮喘药物治疗。

治疗支气管哮喘，要坚持长期、持续、规范、个体化的原则。吸入糖皮质激素是整个治疗方案的核心，若未合并感染，不需使用抗生素。

支气管哮喘与过敏性鼻炎常同时存在，体现"一个气道，一种疾病"的概念，在诊治支气管哮喘的同时，也要重视对过敏性鼻炎的相应治疗，才能取得满意的效果。

加强对患儿及其家属的教育，促使他们正确认识疾病；避免危险因素；合理使用药物；根据症状和简易肺功能（如PEF）值，监测病情变化，及时寻求医疗帮助。

# 第四节 小儿肺炎

肺炎的分类目前尚缺乏完整统一的方法，多以病理形态学分如大叶肺炎、支气管肺炎、间质性肺炎、毛细支气管炎等。若按病因分有细菌性肺炎（肺炎双球菌、金黄色葡萄球菌、大肠杆菌）、病毒性肺炎、霉菌性肺炎、吸入性肺炎等。按病程分为急性肺炎（1个月内）、慢性肺炎（3个月以上）、迁延性肺炎（1~3个月）。小儿以肺炎双球菌所致的支气管肺炎最为常见，婴幼儿发病最高。年长儿可见大叶肺炎。诊断时如有条件应同时做出病原学和病理学诊断。

## 一、诊断依据

### （一）支气管肺炎

急性发病，发热（热度可高可低、部分可无发热），咳嗽，呼吸困难（如鼻翼煽动、三凹征、点头呼吸、呻吟等症状，幼婴、体弱儿及营养不良儿可表现不明显）及发绀。听诊肺部有中细湿性啰音。胸片X线沿支气管有阴影。

### （二）毛细支气管炎

2岁以内发病，较多发生于6个月以内。急性发病，突然发作性喘憋为本病的特点。发病前常有感冒。发作时烦躁不安，呼吸心率增快，有鼻煽，三凹征，发绀明显。可有高热，但多在38℃以下或不发热。两肺听诊有广泛性哮喘音，不喘时可听到中细湿性啰音或捻发音。X线胸片可有斑片状阴影。

### （三）大叶肺炎

急性发病，发热或不发热，咳嗽和/或胸痛。肺局部叩诊浊者，呼吸音减弱，或胸部呼吸运动一侧减弱，可闻及支气管呼吸音，语音震颤增强。胸部X线有节段或大片状阴影。

### （四）金黄色葡萄球菌肺炎

多数有不规则高热，常表现为弛张热。中毒症状重，少数出现中毒性休克，可能出现多形易变性皮疹，有肺外金黄色葡萄球菌病灶。白细胞和中性粒细胞增高，X线在短时间内发现肺大泡或脓肿。肺炎伴脓胸穿刺液培养或涂片找到金黄色葡萄球菌。

### （五）肺炎合并心力衰竭

心率突然超过 180 次 /min。

呼吸突然加快超过 60 次 /min。

突然发生极度烦躁不安。

明显发绀，面色、皮肤苍白、发灰、发花、发凉，指（趾）甲微血管再充盈时间延长，尿少或无尿。

有奔马律、心音低钝、颈静脉怒张。X线检查示心脏扩大。指纹延至命关或气关，并由红色转蓝色等。

肝脏迅速增大。

颜面、眼睑或下肢水肿。

如果出现 1~4 项作为疑似心力衰竭，第 5 项仅参考，先用氧和镇静剂，20~30min 后如能入睡，1~4 项症状缓解，即可间断停氧。如仍不好转或出现肝大或水肿，即可确诊为并发心力衰竭，应即用洋地黄制剂和利尿药。

### （六）肺炎合并呼吸衰竭

轻度：呼吸困难，三凹征明显，呼吸加快，偶有节律呼吸改变，口唇发绀，轻度烦躁或精神萎靡。

中度：呼吸困难，三凹征加重，呼吸浅快，节律不整，偶有呼吸暂停，口唇发绀明显（有时呈樱红色），嗜睡或躁动，对针刺反应迟钝。

重度：呼吸困难，三凹征明显或反应不明显，呼吸由浅快变成浅慢，节律紊乱，常出现下颌呼吸暂停，呼吸音减低，口唇发绀加重，四肢末端发绀、发凉，昏睡或昏迷，甚至惊厥。此时可出现脑水肿，脑疝表现（如眼球水肿、瞳孔及肌张力改变等）。

### 二、治疗指南

#### （一）一般治疗

保持室温在 18℃左右，相对湿度 60%，每日定时室内换气，保证饮食及水分入量，加强护理。

#### （二）抗生素的应用

肺炎双球菌或链球菌肺炎，应用青霉素 40 万 ~60 万 U 位肌注或静滴，亦可用复方新诺明；流感杆菌肺炎 r 可应用青霉素、复方新诺明、氨苄西林；金黄色葡萄球菌肺炎可用红霉素 30~50mg/kg/d、新青霉素 Ⅱ、头孢菌素 Ⅱ 等一种或两种联合应用；大肠杆菌肺炎应用氨苄西林、庆大霉素、羧苄西林等两种联合应用。对一些病因诊断不明确，根据临床考虑细菌性肺炎可能性大，可首先采用青霉素治疗。对病毒性肺炎可应用病毒灵等抗病毒药物。

#### （三）给　氧

必须正确掌握给氧方法。一般鼻管给氧，氧流量每分钟 500~1000mL，氧必须通过水或低浓度乙醇，以增加湿度。

#### （四）保持呼吸道通畅，适当地吸痰

喘憋严重时使用支气管解痉及镇静药，保持足够的液体入量，有利于痰液的排出。患儿口服量不足者，应谨慎地进行输液，对液量、电解质、点滴速度均应特别注意。

#### （五）肺炎合并心力衰竭的治疗

主要用强心剂或合用利尿及血管扩张剂，强心首选毛花苷 C、毒毛花苷 K 或地高辛，毛花苷 C 首次 0.01~0.015mg/kg，静注或加小壶滴注，必要时 2~3h 重复一次，以后改为地高辛、洋地黄。亦可用酚妥拉明每次 0.3~1mg/kg，总量 < 10mg 加葡萄糖 5mL 静滴，但同时用强心苷治疗肺炎心衰。还可用 25% 硫酸镁 0.1~0.3g/kg，稀释为 0.5% 静脉缓慢滴注 3~5d。

#### （六）肺炎合并呼吸衰竭的治疗

积极治疗原发病、保持呼吸道通畅、清除分泌物。可用止咳剂、液化痰液及排痰、吸痰。

超声雾化吸入每次 15~20min，每日 3 次，雾化后吸痰。应有足够液体供给，对液化痰液也有帮助。及时正确给氧，可用雾化口罩给氧，每分钟用氧 3~5L。纠正心力衰竭，有酸中毒则适量用碳酸氢钠。呼吸兴奋剂效果不大，必要时用人工呼吸机。

### （七）东莨菪碱加肝素的治疗

东莨菪碱每次 0.02~0.04mg/kg，加 50% 葡萄糖 50mL 滴注，每天 2~3 次。如有呼吸衰竭可 15min 1 次推注，直至呼吸改善。肝素每日 0.5~1mg/kg 加入 30mL 液体滴注，一般4~5d。

### （八）胸腺素

初次应用做皮试，6 个月以下为 3~4mg/ 次，6 月 ~1 岁为 4~6mg/ 次，2 岁以上为6~10mg/ 次，每天静脉给药 1 次，7~10d 为 1 疗程，综合治疗重症婴幼儿肺炎。

### （九）卡托普利治疗重症肺炎

在洋地黄应用基础上加用卡托普利 0.5~1mg/kg/ 次，每日 2~3 次，疗程 7~15d。无效可再用 1 疗程。

### （十）山莨菪碱的应用

在抗感染、强心的基础上应用山莨菪碱每次 0.5~1mg/kg，开始 15~30min 重复 1 次，取得效果后，则延长 1~2h1 次。治疗重症肺炎还可加用布洛芬 10mg/kg，每日 3 次连用 3d。

### （十一）应用宁肺片

具体组成：青黛 158、白果 10g、泽兰叶 10g、黄芩 10g、紫菀 10g、柴胡 10g、桃仁10g、赤芍 10g、石膏 15g、甘草 10g，酒浸制成 100 片，0.3g/ 片，1/2 片 /kg，每天 3 次。

### （十二）其他治疗

（1）复方鱼腥草注射液，主要有鱼腥草、大青叶、柴胡，并加苯甲醇、0.1% 药用氯化钠制成（1 支含生药 2g），< 1 岁每次 1 支，每日 1~2 次；> 1 岁每次 1 支，每日2~4 次，肌注，用药 7d。

（2）用硝普钠 1~8μg/kg/min，多巴胺 1~2μg/kg/min，每天 1 次，共用 4 次，治疗肺炎并发心力衰竭可不用洋地黄制剂。

（3）特定磁波谱辐射仪，单头照射胸、背部各 15~20s，共 30~40s，每天 1 次，5~7d 为 1 疗程。

（4）用人参、丹参注射液，< 1 岁 2mL/ 次；3 岁 4mL/ 次，静脉推注 4~6h1 次，2~3d 为 1 疗程，治疗重症肺炎。

# 第五节　脓气胸

小儿脓气胸大多数继发于肺部感染如肺炎、脓胸，特别是婴幼儿较多见。肺炎或脓胸可使肺部边缘的肺泡或小支气管破裂，形成支气管瘘，以至胸膜腔与支气管系统相互通过，成为气胸。如胸膜腔内有脓液，即为脓气胸。小婴儿患肺炎时，肺内小脓肿极易穿破入胸腔而成脓气胸。多继发肺部感染如肺炎、肺脓肿和败血症。此病多为金黄色葡萄球菌肺炎的并发症。多发生在 2 岁以下。

## 一、诊断依据

### （一）症　状

可有肺炎及急性感染病史。肺炎等感染病好转后紧接着出现高热及其他中毒症状，伴有呼吸困难、频咳、胸痛等症状时，应想到本病的可能。

### （二）体　征

体温升高，急性呈弛张热。

呼吸困难、呼吸次数增加，偶有发绀。

重症，病程长时可有消瘦、贫血及杵状指（趾）。

气管向健侧移位。

病侧胸廓较饱满，肋间隙变宽，呼吸运动减弱，触诊时语颤减低或无；叩诊浊或呈实音；听诊呼吸音明显减低。由葡萄球菌感染引起者，易出现脓气胸，此时上胸部叩诊呈鼓音、下胸部叩诊浊音。

肝脏肿大，可因感染和膈肌下移所致。

### （三）辅助检查

X线胸部检查，可见胸腔积液，肋膈角消失，液平（脓气胸）。纵隔及心脏移位，若有包裹性积液可有圆形或卵圆形阴影。

血红蛋白、红细胞减少，白细胞及中性粒细胞明显增高，并见中毒颗粒。

胸腔穿刺可抽出脓液，是肯定诊断的依据，脓液性状与病原学有关。葡萄球菌引起者，脓极黏稠；肺炎球菌引起脓液稠厚呈黄色；链球菌引起者，脓液稀薄淡黄色；厌氧菌引起者，脓液有臭气。培养和涂片可找致病菌，细胞增高等。

## 二、治疗指南

### （一）一般治疗

休息，高蛋白高热量饮食，补充维生素 $B_1$、维生素 C 等支持疗法。如输血和复方氨基酸等。

### （二）控制感染

选用适当抗生素如青霉素加链霉素，或红霉素加卡那霉素或庆大霉素等。视病原而定，如疑金黄色葡萄球菌感染可用红霉素、卡那霉素、新型青霉素Ⅱ、头孢菌素等，疗程至少 1 个月，同时加用地塞米松或氢化可的松，静脉滴注以减轻中毒症状、退热、减少胸膜粘连。

### （三）反复多次胸腔穿刺抽脓

每天或隔天 1 次，直至脓液消失。如脓液黏稠可注入 0.9% 氯化钠溶液冲洗，冲洗后可注入青霉素 10 万 ~20 万 U、激素、糜蛋白酶，以便使脓液稀释。

### （四）脓液多穿刺抽脓困难时

宜及早行闭式引流。指征是：①脓气胸伴有中毒症状者。②脓液黏稠经穿刺数次排脓不畅，而呼吸困难，中毒症状未缓解者。③胸壁已并发感染者。④内科治疗 1 个月，临床症状未见好转，或病灶呈包裹性，穿刺引流困难者。其引流方法有在腋中线 7~8 肋间单管排脓，也可同时在前胸 2 肋间排气双管引流，以加速治疗效果。

# 第六节　肺脓肿

肺脓肿是化脓性细菌引起肺实质炎变、坏死和液化。致病菌主要有金黄色葡萄球菌、肺炎链球菌、流感嗜血杆菌、链球菌、厌氧菌、大肠杆菌、克雷伯氏菌、绿脓杆菌等。多数是需氧菌和厌氧菌的复合感染。

肺脓肿见于任何年龄。按发生原因或感染途径可分为原发性肺脓肿、血源性肺脓肿和继发性肺脓肿。

按病程又可以分为急性肺脓肿和慢性肺脓肿。

继发性肺脓肿主要继发于小儿肺炎，少数可由邻近组织化脓病灶如肝脓肿、膈下脓肿、脓胸蔓延至肺部、气道异物继发感染、细菌污染的分泌物、呕吐物被吸入下呼吸道，以及肺吸虫、蛔虫及阿米巴所引起。

## 一、诊断精要

### （一）临床表现

（1）吸入性肺脓肿：大多数为急性起病，有高热、畏寒、咳嗽和咳黏液性或黏液脓性痰。炎症波及胸膜可有胸痛，若病变范围广泛则有呼吸困难，全身症状有全身乏力、食欲不振等。1~2周后脓肿破入支气管，咳嗽加重，痰量增加。有脓痰并有臭味，常痰中带血或咯血。随着大量脓痰咳出，发热和全身中毒症状改善。若治疗不及时和治疗不当，可发展为慢性肺脓肿。

（2）血源性肺脓肿：继发于脓毒血症，是全身感染的肺部迁徙灶，有发热、畏寒、咳嗽、咳脓痰，痰量不多，很少有臭味、咯血。

（3）继发性肺脓肿：多见于小儿肺炎、气道异物及呕吐物吸入，少数由肺邻近组织化脓性病灶等基础疾病所致。起病多隐匿，发热无定型，以弛张热或持续高热多见，可伴畏寒，咳嗽为阵发性，咳黏液痰或黏液脓性痰，早期痰不多；当脓肿破溃到支气管时，咳出多量脓痰可有臭味，可能为厌氧菌感染，部分痰中带血或咯血。婴幼儿往往有呼吸困难。

（4）体征：与肺脓肿的大小、部位有关。①病变小或位于肺的深部可无肺部异常体征。②脓肿较大且周围有显著炎症，局部可叩浊、语颤音增强、呼吸音减低；若脓腔接近胸壁可闻及管状呼吸音。合并脓胸时可有胸腔积液相应体征。

### （二）实验室检查

（1）辅助检查：急性期白细胞总数增加、中性粒细胞增多。慢性期白细胞总数正常，常伴有贫血、低蛋白血症及血沉增高。

（2）特殊检查。①病原学。痰涂片染色有一定参考价值。痰培养应同时做需氧菌和厌氧菌培养。需氧菌阴性，但涂片找到细菌，提示为厌氧菌感染。②影像学。肺脓肿的X线征象因病程、脓肿部位、大小、与支气管通畅、周围炎症病变、有无胸膜并发症而异。吸入性急性肺脓肿显示大片状阴影中央出现脓腔，腔内有液平，周围有浓密炎症浸润。慢性肺脓肿其脓腔壁增厚，内壁不整，液平较少，周围炎症消散不完全。血源性肺脓肿多呈单发或多发性结节，或团块影，边缘整齐；当脓腔形成可见液平，炎症吸收后可见肺气肿。

（3）鉴别诊断：本病应与脓胸、肺大疱、肺结核、支气管扩张伴感染等疾病相鉴别。①脓胸。常由金黄色葡萄球菌引起，临床表现高热不退、呼吸困难、患侧呼吸运动受限，语颤减弱，叩浊音、呼吸音降低。积脓较多时，患侧肋间隙饱满，纵隔和气管向健侧移位。胸部X线显示患侧膈角变钝，呈反抛物线阴影。胸腔穿刺可抽出脓液。②肺大疱。多见于金黄色葡萄球菌肺炎后，由于细支气管形成活瓣性部分阻塞，气体进的多、出的少或只进不出，肺泡扩大，破裂而形成肺大疱，可一个或多个，体积小者无症状，体积大者可引起呼吸困难，X线可见薄壁空洞。③肺结核。肺脓肿与结核瘤、空洞性肺结核和干酪性肺炎相混，肺结核多数病程长，有结核接触史，PPD皮试及血PPD抗体阳性，痰液涂片及培养找到结核菌，X线肺部显示肺结核空洞周围有浸润影，一般无液平面，常有同侧或双侧结核播散病灶。④支气管扩张伴感染。有长期咳嗽或结核病史，清晨起床后大量咳痰，肺X线、CT、支气管造影可进一步明确诊断。

## 二、治疗精要

治疗原则：抗生素治疗强调早期、联合、大剂量用药，辅以体位引流排脓痰。

### （一）药物治疗

大剂量青霉素（10~30）× $10^4$U/（kg·d），分 3~4 次静注,联合甲硝唑 20~25mg/（kg·d），每天 3 次或克林霉素 30~40mg/（kg·d），分 2~3 次。

头孢菌素类如头孢拉定（先锋Ⅵ）0.1~0.3 g/（kg·d），分 3~4 次静滴。

氨苄西林（氨苄西林钠）0.1~0.15 g/（kg·d），分 3~4 次静滴。

头孢唑啉钠（头孢菌素Ⅴ）0.05~0.1 g/（kg·d），分 3~4 次静滴。

头孢噻肟钠（头孢氨塞肟钠）0.1~0.15 g/（kg·d），分 2~3 次静滴。

万古霉素 20~40mg/（kg·d），分 2~4 次静滴。

泰能（伊米配能/西司他丁钠）50~60mg/（kg·d），分 3~4 次静注或静滴。

可根据痰细菌培养及敏感试验选用抗生素，对耐青霉素酶的金黄色葡萄球菌可选用耐青霉素酶的半合成青霉素，如新青霉素Ⅱ或第一代头孢菌素，如头孢西丁钠（头孢菌素 1）0.05~0.15 g/（kg·d），分 2~3 次静滴。头孢氨苄（头孢菌素Ⅳ）0.05~0.1 g/（kg·d），分 3~4 次静滴。甚至万古霉素、泰能。

除全身用药外，还可用抗生素液雾化吸入或自气管滴注抗生素或经支气管动脉插管灌注抗生素治疗。

### （二）物理治疗

适当休息、营养、支持治疗外，应加强痰液引流，可用祛痰药（沐舒坦）、气道湿化和体位引流。

### （三）手术治疗

多数无须手术治疗，对慢性肺脓肿，并发脓胸和支气管胸膜瘘、反复大量咯血者，才考虑手术。

## 三、处方选择

（1）处方 1：青霉素（10~30）× $10^4$U/（kg·d）+甲硝唑 20~25mg/（kg·d），分 3 次，静滴；或青霉素（10~30）× $10^4$U/（kg·d）+克林霉素 30~40mg/（kg·d），分 3 次，静滴。

（2）处方 2：头孢唑啉钠（头孢霉素Ⅴ）0.05~0.1 g/（kg·d）+头孢西丁（头孢西丁）0.05~0.1 g/（kg·d），分 3 次，静滴。

（3）处方3：万古霉素 20~40mg/（kg·d），分 2~4 次，静滴；或泰能 50~60mg/（kg·d），分 3~4 次，静滴或静注。

## 四、经验指导

1. 肺脓肿的 X 线检查

是诊断的关键，尽量每隔 1~2 周检查 1 次，追踪病变过程，及时判断治疗效果。

2. 脓痰涂片

有一定的参考价值，痰的培养应同时做需氧菌和厌氧菌培养，需氧菌培养阴性，涂片查见细菌，提示厌氧菌感染。

3. 抗生素治疗

强调早期、联合、系统性用药，根据痰细菌培养及敏感试验，选用敏感的抗生素至关重要，疗程 4~6 周或数月。

4. 体位引流

可作为有效的辅助治疗手段。

# 第三章　消化系统疾病

## 第一节　小儿消化系统解剖生理特点

### 一、解剖生理特点

#### （一）口　腔

新生儿口腔较小，舌短而宽，两颊有较厚的脂肪垫，咀嚼肌发育良好，这些特点均有利于吸吮动作。新生儿5~6个月后唾液腺才发育完全，唾液量明显增加，而婴幼儿口腔浅，又不会及时吞咽过多的唾液，故可有生理性流涎。当出牙、增添浓厚辅食或患口腔炎时，唾液分泌更多；随年龄增长，口腔的深度增加，婴儿能吞咽过多的唾液时流涎自然消失。

#### （二）食　管

新生儿及婴儿食管呈漏斗状，黏膜柔嫩，腺体、弹力组织及肌肉组织发育差。新生儿食管长约10cm，1岁约12cm，5岁约16cm，年长儿20~25cm。以上数据可作为插胃管时参考。

#### （三）胃

婴儿胃呈水平位，当小儿开始站立行走时，渐变为垂直位。

小儿胃容量：新生儿30~50mL，1~3个月90~120mL，1岁250~300mL。

婴儿胃排空时间因食物种类而异，水为1~1.5h；母乳喂养为2~3h；牛乳喂养为3~4h，因牛乳含蛋白量较人乳多，乳凝块较大，在胃内停留的时间较长。婴儿胃液成分与成人基本相同，含有盐酸、胃蛋白酶、脂肪酶、凝乳酶、但其酸度及酶的活力均较成人低，随着年龄的增长而逐渐上升。

## （四）肠

小儿肠管相对地比成人长（婴儿为身长的6倍，成人为4.5倍），消化道面积也相对大，肠壁薄，黏膜血管多，通透性高，故吸收率高，此为有利方面。但当消化道发生感染时，肠内细菌或毒素及不完全分解代谢产物容易进入血液，故易发生全身感染性疾病和变态反应性疾病，为其不利方面。小儿肠系膜柔软而长，活动度大，容易患肠套叠、肠扭转。直肠相对较长，黏膜及黏膜下层固定差，肌层发育不良，易发生脱肛。肠液呈碱性，含酶的种类很多，包括肠肽酶、脂肪酶、淀粉酶、麦芽糖酶、蔗糖酶及乳糖酶等，其中乳糖酶对乳汁喂养的婴儿尤为重要，若不用乳汁喂养，则此酶可消失。

## （五）肝

小儿肝较成人相对大（新生儿占体重的4%，成人只占2%）。1~3岁小儿肝下缘在右锁骨中线肋缘下1~2cm，4~5岁以后渐进入肋缘内。婴儿肝富于血管，肝细胞和肝小叶发育不完善，解毒功能差，对外来毒素反应较强。当患传染病、中毒、缺氧或血流障碍时，肝易于淤血而肿大。肝内结缔组织发育较差，但肝细胞再生能力强，故较少发生肝硬化。到8岁时结构上即与成人相同。小儿时期肝糖原贮存相对较少。易因饥饿而发生低血糖。

## （六）消化功能

小儿消化器官发育不成熟，3个月内唾液腺和胰腺分泌淀粉酶较少，且活力低，消化淀粉能力差，因此不宜过早地喂淀粉类食物。婴儿胃蛋白酶活力低，消化蛋白质主要依靠胰蛋白酶和肠激肽酶。小儿胃和胰腺都分泌脂肪酶，加上母乳中尚有丰富的脂肪酶，脂肪颗粒小，含不饱和脂肪酸多，故消化比较完全；牛乳则消化不完全，常可在粪便中见到少量脂肪球，故婴儿早期最好母乳喂养，而人工喂养，在喂养不当时易引起腹泻和营养不良。

## 二、婴幼儿粪便特点

粪便的次数和性质常反映婴幼儿胃肠的生理与病理状态，故应重视粪便的性状。

## （一）正常粪便

不同喂养方式的新生儿粪便的颜色和形状不同，要注意区分，以判断婴儿身体状况。

**（二）异常粪便**

（1）消化不良粪便：为黄色或黄绿色，稀薄多水分，或含有白色小凝块呈蛋花汤样，质地不均匀，次数超过 3 次。

（2）细菌性肠炎粪便：稀薄呈黄绿色，黏液较多，有臭味。腹泻严重时，粪块消失，呈水样或蛋花样，镜检有白细胞，有时可见红细胞，呈碱性反应。如为志贺菌感染，可为脓血便或脓样便。

（3）病毒性肠炎粪便：大便呈蛋花汤样或黄绿色，有少量黏液、无臭。镜检有少量白细胞。

（4）出血性粪便：胃肠上段小量出血为黑色，大量出血为柏油样，小肠出血呈暗红色，升结肠出血呈紫红色，乙状结肠及肛门出血为鲜红色。如出血量少时，可见为血丝；大量则为鲜血样便。如大便较干而在大便末有鲜血常为肛裂。

（5）无胆汁性粪便：灰白色，见于梗阻性黄疸。

（6）秘结性粪便：因进食蛋白质偏多或婴儿肠蠕动弱，水分被吸收，故大便干结。

# 第二节　胃食管反流

胃食管反流分为生理性和病理性两类，但两者间并无绝对界限。生理性 GER 多由于 LES 发育的不成熟和神经肌肉协调功能不健全所致。出生后 6 个月至 1 年，随着固体类食物的摄入和坐、立、姿势体位的改变，GER 症状逐渐好转。18 个月以上仍未自行缓解者，可视为病理性 GER，又称为胃食管反流病（GERD）。GERD 是由于多种原因使食管、胃抗反流防御机制下降，反流物对食管、呼吸道黏膜局部内源性化学性损伤所致。严重的反流可致患儿生长发育障碍，酸性胃液反流入食管可发生食管炎、食管溃疡等病变。

## 一、诊断精要

### （一）临床表现

（1）呕吐：见于 90% 以上的患儿，出生后 1 周内即可出现，轻者表现为溢乳，重者可呈喷射性呕吐，亦可吐出少量胆汁，还可以类似幽门痉挛样顽固性呕吐。

（2）生长发育停滞、营养不良：体重不增见于 80% 患儿，由于反流或食管炎时疼痛、吞咽困难致摄入不足、热量不够，造成营养不良。表现为烦躁不安、拒食、营养性贫血等。

（3）食管炎：因反流致食管炎，患儿易激惹或拒食、吞咽困难、流涎。如食管黏膜糜烂或溃疡，可出现呕吐、呕血、便血、低白蛋白血症。年长儿食管炎可诉胸骨后灼烧感或胸痛。若吞咽困难加重，应警惕食管狭窄的可能。小儿 GER 病致 Barrett 食管少见。

（4）呼吸道并发症：反流物吸入气管、肺内引起吸入性肺炎，哮喘发作，尤其是夜间发生的哮喘。喉痉挛、窒息、呼吸暂停是本病最严重的并发症，多见于早产儿、小婴儿。患儿突然出现紫绀、苍白或呼吸暂停，若抢救不及时可引起死亡。

（5）严重中枢神经系统异常致 GER 病：脑瘫或智力低下疾患的小儿由于腹内压偏高、抗反流功能低下，易患 GER 病。

### （二）实验室检查

大部分 GER 患儿不需要做另外的检查，只有反流持续存在或严重的反流需要做进一步检查。

（1）辅助检查：三大常规、电解质、肝功能、淀粉酶。

（2）特殊检查：①胃镜检查。能直接判断食管、胃十二指肠黏膜病变程度，有无糜烂、溃疡、狭窄及 Barrett 食管等。②食管内动态 pH 监测。可以明确酸反流的形式、频率和持续时间。该检查在胃检查正常的 GER 病患儿诊断方面有较大的实用价值，现已成为 GER 病诊断的重要临床手段。③食管钡餐造影。可观察到钡剂是否从胃反流到食管，有无食管狭窄，简便易行。④食管压力测定。可了解食管各部分静态压力和动态收缩、传送功能，及食管上、下段括约肌的压力。

## 二、鉴别诊断

1. 呕吐

应鉴别神经、代谢等多种原因的呕吐。

2. 胸痛

应鉴别心源性和非心源性胸痛。

3. 食管炎

应鉴别感染性和药物性、腐蚀性食管炎。

4. 生理性 GER

呕吐仅出现在进餐时或餐后短时间内发生，而 GER 病呕吐持续时间长并伴有全身及肺部并发症等症状和体征。

5. 消化道的器质性疾病

如贲门失弛缓症，表现为进食、吞咽困难严重，伴呕吐，常出现呼吸道并发症，钡餐及胃镜检查可确诊。

### 三、治疗精要

多数生理性 GER，保守治疗是有益的。GER 病可通过药物治疗，改进食管清除功能，增加 LES 区压力，减少胃酸分泌，对抗反流。无效者手术治疗。对多数生理性 GER 婴儿的双亲作解释，婴儿出现反流多是一种正常现象，重视体位及饮食治疗。

### 四、处方选择

#### （一）促进胃动力的药物

多潘立酮( 吗丁啉 )是周围性多巴胺拮抗剂,能增加胃排空,但对食管动力改善不明显。每次 0.2~0.3mg/kg，口服，每天 3~4 次，饭前 10~30min 或睡前服用。

#### （二）抑酸剂

抑制壁细胞分泌盐酸，能减少反流物对食管黏膜刺激。

（1）H2- 受体阻滞剂：西咪替丁（甲氰咪胍），每次 5~10mg/kg，4 次 /d，饭前 10~30min 或睡前服用。雷尼替丁，每次 2mg/kg，2 次 /d，口服，饭前。

（2）质子泵抑制剂：奥美拉唑（洛赛克），具有强有力的抑酸作用，0.7mg/（kg·d），口服，清晨 1 次顿服。

#### （三）黏膜保护剂

保护黏膜免受盐酸、胆酸、胰蛋白酶的侵蚀。硫糖铝，能与糜烂、溃疡表面上带正电荷的蛋白相结合，形成带电屏障，阻止黏膜被侵袭物消化，＞ 3 岁，40~80mg/（kg·d），分 3 次口服，于两餐间或睡前服用。

### 五、经验指导

（1）在健康的新生儿、婴儿中，生理性 GER 的发病率达 50%，在早产儿可高达 60% 以上。到 1.5 岁或 2 岁时，患儿的反流症状自行缓解或完全消失，预后好。重视体位及饮食治疗。新生儿和小婴儿采用前倾卧位，上身抬高 30°，儿童适宜立位和坐位姿势；睡眠时右侧卧位，床头抬高 20~30cm 以促进胃排空，可减少 GER 频率及反流物的吸入。饮食常用谷物配方稠厚的乳汁食品为宜，每餐少食，增加喂奶次数，可减少反流。

（2）下述情况可考虑手术治疗：①药物治疗失败。②有危及生命的反流伴呼吸暂停。一般采用 Nissen 胃底折叠术，临床成功率达 90%，为首选手术。

# 第三节　消化性溃疡

消化性溃疡（PU）是指胃酸、消化酶腐蚀胃肠黏膜从而造成的溃疡。

小儿消化性溃疡中 DU 发病率约占 80%，GU 占 20%，男孩多于女孩。PU 按病程分为急性和慢性；按溃疡部位分为 GU 和 DU；按病因分为原发性和继发性（应激性溃疡）。原发性溃疡多见于年长儿，以 DU 为多见；继发性 PU 常为 GU，以新生儿、婴幼儿及小于 5 岁儿多见。常继发于烧伤、颅脑外伤、中枢神经系统损害、休克、用激素或非甾体类抗感染药，尤其是服用阿司匹林后。

幽门螺杆菌（HP）感染是 PU 的主要病因之一。病理改变 GU 多位于胃角和胃窦部；DU 多位于球部。可并发幽门梗阻、十二指肠球部变形及出血。

### 一、诊断精要

#### （一）临床表现

不同年龄患儿临床表现差异很大。常见症状有腹痛、恶心、打嗝、呕吐、呕血、便血、黑便等。年龄越小，病史越模糊，症状越不典型。

（1）新生儿期：因出生后 24~48h 处于胃酸分泌较多期，易发生 PU；早产儿、窒息、中枢神经统疾病等也可继发 PU，此期常以消化道出血或穿孔等 PU 的并发症形式急性发病。GU 多见。

（2）婴儿期：可表现为食欲差、反复呕吐、生长发育迟滞、贫血、呕血、便血，亦可以出血或穿孔的形式急性发病，婴儿期GU多见。

（3）幼儿期：GU与DU发病率相当。可间歇诉脐周或上腹部疼痛，食后缓解；可夜间或清晨腹痛，可有呕血、黑便或溃疡穿孔等并发症的表现。

（4）学龄前期及学龄期儿童：以原发性DU常见，男孩多于女孩，90%有典型的长期周期性脐周及上腹部疼痛史；腹痛一般为隐痛，能忍受，有烧灼感，多于饥饿或夜间复发，可伴剑下轻压痛。少数腹部疼痛可影响日常生活。严重时可有呕血、便血、黑便、贫血。有时无腹痛，仅有便血、黑便、贫血，甚至上消化道大出血、休克。若突然腹部疼痛剧烈并放射到背部或左、右上腹部则提示溃疡穿孔。总之年龄越大的学龄期儿童，溃疡病的症状越类似于成人，腹痛与饮食有关，学龄前期儿童腹痛则与进食无关。

**（二）实验室检查**

（1）常规检查：血粪常规、大便隐血（素食3d后检查），可判断上消化道有无小量慢性出血及贫血等。

（2）胃镜检查：高分辨率的电子胃镜具有能直接观察溃疡面积的大小和有无出血、病理活检、HP感染的检测及治疗随访等功能，是诊断溃疡病准确率最高的方法。也可通过胃镜止血。

（3）胃肠钡餐–X线造影：可提供诊断PU的直接依据，如胃、十二指肠龛影，间接依据如DU患者十二指肠球部痉挛、畸形。该项检测假阳性率高。气钡双重造影效果较佳。

（4）HP检测。①侵入性方法：通过胃镜做组织染色、HP培养，为诊断HP感染的"金标准"。HP培养3~5 d出结果，阳性率低，多用于科研；组织学检查常用于临床，作为未治疗者和治疗后HP感染的"金标准"，特异性高达100%。快速尿素酶试验：成人特异性、敏感性可达90%以上，儿童稍低，为69%~75%。②非侵入性方法：血清HP-IgM感染后约14d出现。HP-IgG感染后21 d可测得，适用于HP感染的普查及评价和追踪该菌的疗效。定量检测IgG滴度降低40%或以上，证实为HP根除具有100%的特异性。免疫印迹检测：是血清学试验中检测HP的"金标准"。

## 二、鉴别诊断

### （一）腹　痛

急性发作、呕吐、腹泻、便血者，应分别与肠蛔虫病、腹腔内感染、胰腺炎、阑尾炎、胆道结石、肠套叠等急腹症相鉴别。

### （二）呕血、便血

应与新生儿自然出血、食管裂孔疝，年长儿食管静脉曲张、出血性疾病相鉴别。大量鲜红色血便应与肠套叠、憩室、腹型过敏性紫癜等疾病相鉴别。

### （三）继发性 PU

在患有潜在疾病的基础上，突然出现腹胀、呕血、柏油样大便时，有发生继发性 PU 的可能。

## 三、治疗精要

### （一）治疗目的

清除病因、减轻疼痛、促进痊愈、预防复发、防止并发症，根治 HP。患儿应保持饮食规律，勿食对胃黏膜有刺激的食品、药品，避免精神紧张。继发性溃疡应治疗原发病。

### （二）内科治疗的三大途径

抑制胃酸分泌；强化黏膜的防御能力；根除 HP 治疗。

### （三）手术治疗适应证

内科治疗无效的难治性溃疡、大出血经内科紧急处理无效、有瘢痕性幽门梗阻或急性穿孔并发症、溃疡疑有癌变时。

## 四、处方选择

### （一）抗酸和抑酸剂

（1）H2- 受体拮抗剂（H2-RA）：能很好抑制胃酸分泌，促进溃疡愈合，严重副作用的发生率很低。

西咪替丁 10~15 mg/（kg·d），口服，饭前或睡前（HS）。

雷尼替丁 3~5 mg/（kg·d），口服，分 12h 或 HS。

法莫替丁 0.9mg/（kg·d），口服，HS。

（2）质子泵抑制剂（PPI）：抑制胃黏膜壁细胞中的 $H^+$-$K^+$-ATP 酶活性，阻抑 $H^+$ 转入胃腔而抑制胃酸分泌，其作用比 H2-RA 更强、更持久。儿科常用：奥美拉唑（洛赛克）0.6~0.8 mg/（kg·d），清晨顿服。

（3）中和胃酸药：能缓解症状，促进溃疡愈合。

复方氢氧化铝片（胃舒平）1 片，饭后 1 h 嚼碎后服用。

（4）胃黏膜保护剂：在胃液中与蛋白结合形成复合物覆盖在溃疡表面，起到保护和抑酸作用。

**（二）消化性溃疡治疗疗程**

首先区分 HP（＋）或（－），若阳性，应抗 HP 治疗。抗 HP 治疗结束后，或 HP 根治后溃疡也常能愈合。对症状仍持续者，必须再给 2~4 周抗酸分泌药物，以维持治疗。治疗 HP 感染，要求达到根除率，指 1 个疗程结束后，停药 1 个月 HP 检测仍保持阴性。

# 第四节　急性肠炎

小儿急性肠炎可呈散发性流行。致病性大肠杆菌能在空肠内繁殖并产生外毒素，此毒素使大量液体从肠壁转移入肠腔而产生临床腹泻。

## 一、诊断依据

**（一）无条件进行病原学检查**

证实病原者，可根据粪便外观、性状及流行病学（季节）估计诊断。最可能有以下病因：①2 岁以下小儿，秋冬季流行性腹泻、粪便呈蛋花样或白色水样便、无脓血大便，常规仅见脂肪球，以轮状病毒肠炎可能最大。②如发生于夏季，致病大肠杆菌的可能性大一些。③粪便含黏液、脓血应考虑细菌痢疾、空肠弯曲菌或鼠伤寒沙门菌肠炎。

**（二）体　征**

重症有发热，精神萎靡，呼吸深长，唇干，皮肤干燥及弹性差，前囟和眼窝凹陷，腹胀，四肢无力，膝反射消失；严重者有四肢厥冷，血压下降，脉细弱等休克表现。

### （三）辅助检查

大便水样或蛋花样，少有黏液，有脂肪球及少量白细胞。霉菌性有霉菌丝及孢子。细菌性大便培养阳性。病毒性可分离到病毒。并应查血清钠、钾、氯、钙及二氧化碳结合力，往往有低钾、钠、钙和代谢酸中毒。

### （四）分期和分型

1. 分期

根据临床表现分三期。

急性病程在 2 周以内。

迁延性病程 2 周至 2 个月。

慢性病程在 2 个月以上。

2. 分型

轻型：腹泻每天少于 10 次，每次粪便含水量不多，患儿无脱水或仅有轻微脱水征。

重型：腹泻每天多于 10 次，或次数不多，但含水量很多，伴中重度脱水。

## 二、治疗指南

### （一）饮食疗法

轻型腹泻应禁食不易消化的食物和高脂肪类饮食，暂饮米汤、豆浆、酸乳或脱脂乳，母乳喂养者缩短哺乳时间。重型腹泻应禁食 6~12h，可口服 ORS 液，由氯化钠 3.5g、碳酸氢钠 2.5g、氯化钾 1.5g 及葡萄糖 20g（也可以用白糖，但应加倍）组成，分成 5 小包，每包冲水 200mL，少量多次喂服，累积损失量在 4~6h 服完。也可以用改良式口服补液：即米粉、面粉或小米代替葡萄糖，用枸橼酸钠代替碳酸氢钠。吐泻好转后 3~4d 逐渐恢复正常饮食。

### （二）控制感染

（1）有痢疾可能时，用痢特灵 8~10mg/kg/d，分 3~4 次使用，加 TMP5~10mg/kg/d，分早晚 2 次服。复方新诺明 40~50mg/kg/d，分早晚 2 次服，疗程 5~7d。或加吡哌酸，严重者可用广谱抗生素如氨苄西林 5~7d。

（2）致病大肠杆菌肠炎可能时，可用多黏菌素 B 5 万 ~10 万 U/kg/d，3~4 次口服。庆大霉素 1 万 ~2 万 U/d，分 3~4 次口服或 4~6mg/kg 静滴。新诺明 25~50mg/kg/d，加用 TMP10mg/kg/d，分 2~3 次口服。卡那霉素 50mg/kg/d，分 3~4 次口服，疗程宜不超过 7d，以防菌群失调。

（3）空肠弯曲菌肠炎，选用红霉素 25~50mg/kg/d，分 3~4 次口服。庆大霉素 3000~8000U/kg/d，分 2 次肌注或静滴。痢特灵 10mg/kg/d，分 2~3 次口服。

（4）金黄色葡萄球菌肠炎，选用苯甲异唑青霉素钠或乙氧萘青霉素 50~100mg/kg/d，分 4 次口服或静注。

（5）霉菌性肠炎，制霉菌素 40 万 ~80 万 U/d，或克霉唑 20~60mg/kg/d，分 3 次口服。

（6）病毒性肠炎，如秋季腹泻，以轮状病毒为主，抗生素治疗无效，可试用病毒灵 10~20mg/kg/d，分 3 次口服。

**（三）纠正脱水和电解质紊乱**

（1）估计脱水程度：①Ⅰ度：神志稍烦躁。②Ⅱ度：精神萎靡。③Ⅲ度：神志欠清。

（2）补充累积损失量，轻度脱水按 30~50mL/kg；中度 60~100mL/kg；重度 100~120mL/kg。静脉输液，一般口服补液失败后，可采用 4：3：2（4 份 0.9% 氯化钠溶液、3 份 5%~10% 葡萄糖液、2 份 1.4% 碳酸氢钠或 1/6 乳酸钠）或 3：2：1（3 份 5%~10% 葡萄糖液、2 份 0.9% 氯化钠溶液、1 份碳酸氢钠或乳酸钠）。原则是先浓后淡、先快后慢，开始 1h 给 20~30mL/kg，以后每小时 8~10mL/kg，累积损失量 8~10h 补完。并注意有尿应补钾，静滴，必要时补给钙、镁等。

（3）补充继续丢失和生理需要量，脱水纠正后为防止继续吐泻，再度脱水。原则上是丢多少补多少，大致为 10~40mL/kg/d。也可口服补液，按平时习惯哺母乳、稀牛奶、稀粥、喂白开水以维持生理需要。

**（四）对症处理**

给予助消化剂如多酶片、胰酶片、胃蛋白酶合剂、复方樟脑酊等。腹胀补钾，肛门导气，胃肠减压，腹部热敷或用新斯的明 0.04mg/kg/ 次。酚妥拉明 0.5~1mg/kg/ 次。烦躁不安给予氯丙嗪 0.5~1mg/kg。

## （五）对迁延性和慢性腹泻的治疗

去除病因，避免滥用抗生素。调整饮食可用酸牛奶。病情好转后逐渐增加热量供应，长期严重腹泻者，给予复方氨基酸、营养液静脉滴注。

## （六）中医疗法

（1）实热型的证治：用藿香 9g、葛根 3g、木香 3g、茯苓 9g、泽泻 9g、黄连 1.5~3g。

（2）虚寒型的证治：治以扶脾协胃，温中固肠法。处方：肉蔻 3g、丁香 1.5g、赤石脂 9g、莲肉 9g、伏龙肝 9g，随症加减。高热加青黛 3g、寒水石 9g；呕吐加草豆蔻 3g、砂仁 1.5g、木香 1.5g；肢冷眼凹加官桂 1.5~3g；大便次数多加车前子 9g、木瓜 9g、芡实 9g、乌梅 9g。

（3）伤寒型的证治：治以去积消食法。处方：鸡内金 3g、焦山楂 9g、茯苓 9g、麦芽 9g，研为末，每次服 9~15g。

（4）仑廉粥散：包括人参 4g、羌活 3g、前胡 5g、桔梗 5g、甘草 3g、陈仓米 50g，煎汤取汁 1 日 1 剂。

（5）温肾扶脾法：赤石脂 6~9g、肉桂 1~3g、肉豆蔻 5~6g、丁香 1~3g、莲子肉 6~9g、寒水石 6~9g、伏龙肝 6~9g、地榆 6~9g，并随症加减。

（6）黄芪：1 岁以上 5g；1 岁以下 3g，每天 1 次煎服，加用干扰素每次 2 万 U，肌肉注射，每天 1 次，可加庆大霉素应用。

（7）云南白药　调成糊剂，用碘酒、乙醇消毒后涂在脐周，以 4cm 半径绕脐敷盖，纱布固定 24h 拔药。

（8）单方：①炒山楂、炒神曲、炒麦芽各 6g，煎服。②丁香 1.5g、姜半夏 30g，煮糊为丸姜枣汤送下。

## （七）潘生丁和 654-2 的应用

（1）口服潘生丁每日 3~4mg/kg，分 3 次。静脉滴注 654-2，每日 1 次，每次 0.5~1mg/kg。

（2）654-2，0.25~0.5mg/kg/ 次，特效穴位注射治疗婴幼儿腹泻（穴位于足外踝正下方赤白皮肤横纹交界处），特效穴进行封闭，于足底平行进针 1.5cm，快速推药，每天每侧 1~2 次，共 4~5 次。

（3）654-2，0.2mg/kg/ 次，异丙嗪、双氯噻嗪各 1mg/kg/ 次，三药同时服，每日 3 次，并给予口服补液和抗感染等。也可 654-2 用 0.5~1.5mg/kg/ 次，注射止泻穴，正中脐下 2.5cm

处，同时口服消炎痛 0.5~1mg/kg/ 次，每日 3 次。

（4）潘生丁 4~6mg/kg/d，分 3 次口服，连用 3d，辅以胃蛋白酶补液，还可应用丹参 0.5~1mL/kg/d，加入 10% 葡萄糖液或 0.9% 氯化钠溶液 60~100mL 静滴，均可佐治小儿秋季腹泻。

（5）应用 654–2 和 0.2% 普鲁卡因各等量 0.1~0.5mL 于双侧足三里穴封闭，每天 2~3 次，直至症状改善，654–2 用 0.5~1mg/kg/ 次，加盐水 50mL 保留灌肠，每日 1~2 次，5~7d 为 1 疗程。

### （八）维生素 $K_3$

用 1~2mg/kg 加入 10% 葡萄糖中，静脉缓慢推注，每日 2 次，治疗小儿秋季腹泻，有一定的疗效。

### （九）胃管滴入

口服补液，轻度脱水 50mL/kg；中度 80mL/kg，继续丢失和生理需要按 100mL/kg 计算。

### （十）氦 – 氖激光治疗

用功率 4mW 氦 – 氖激光，光斑 3mm，输出电波 8mA，距离 30~40cm 照射神阙、关元两穴，每穴 10min，每日 1 次，3 次为 1 疗程。

### （十一）用复方苯乙哌啶（含阿托品 0.025mg、苯乙哌啶 2.5mg/ 片）

小于 6 个月，1/3 片；6 个月 ~2 岁，1/2 片；3 岁以上，1 片，每日 2~3 次。

### （十二）特定电磁波谱治疗秋季腹泻

辐射度为 $320mV/cm^2$，波长 1~25μm，穴位为神阙、足三里穴（双侧），一次照射 30min，每天 1 次，一般 3d。

### （十三）东莨菪碱

0.01~0.03mg/kg 东莨菪碱，加入 50mL 葡萄糖中滴注，同时服温中止泻汤：丁香 2g、肉蔻 6g、乌梅 9g、赤石脂 9g、山药 9g、贯众 9g、寒水石 9g。

# 第四章　循环系统疾病

## 第一节　先天性心脏病

先天性心脏病一般分为左向右分流型（最多见）、右向左分流型（即发绀型）和无分流型，在各类先天性心脏病中以室间隔缺损、动脉导管未闭、法鲁氏四联症及房间隔缺损为多见。目前按病理解剖和病理生理相结合的方法分3类。

（1）左向右分流。

（2）右向左分流。

（3）无分流。

左右两侧血液循环无异常通路，无血液分流，除心力衰竭外不出现紫绀。如肺动脉口狭窄、主动脉口狭窄、主动脉缩窄。

### 一、诊断依据

#### （一）临床症状

患先天性心脏病的小儿通常有体重不增、呼吸困难、易疲劳等症状。

#### （二）辅助检查

1.X线检查

包括心脏三位片、食道吞钡、透视、摄片，可明确心脏、大血管的大小、形态、位置、搏动情况，肺野流血量多少。

2.心电图

能显示左、右房室肥大、束支阻滞、房室传导阻滞、右位心等，但判断右室肥厚时应与正常小儿右室优势慎重区别。

3.超声心动图检查

4. 心导管检查

## 二、治疗指南

### （一）内科治疗

是先天性心脏病治疗的长期工作，应定期复查，予以健康指导，婴儿 3 个月 1 次，儿童每年 1 次。

1. 防治心力衰竭、心律失常

心衰是先天性心脏病常见的并发症，如发生心衰可长期使用地高辛治疗，维持到能手术或心脏大小恢复正常，但不宜长期低盐饮食及利尿，以免水电解质紊乱。如心衰不能控制，可采用减轻心脏负荷的药物，如酚妥拉明等。如有心律失常按心律失常处理。

2. 防治肺炎、心内膜炎

平时避免受凉，按时预防接种，注意与传染病隔离，出现肺炎、心内膜炎可应用大剂量青霉素或长效青霉素，以及其他广谱抗生素。

3. 防治缺氧发作

脑栓塞、脑脓肿，多见于紫绀型先天性心脏病。患儿可每日吸氧 1~2 次，定期复查红细胞比容，维持在 55%~75% 之间。贫血服铁剂。有脑栓塞，则授以血管扩张剂及低分子右旋糖酐。脑脓肿者使用大剂量抗生素及外科引流。缺氧发作时，取胸膝体位，肌注吗啡 0.1mg/kg，平时可口服心得安预防发作。

### （二）外科治疗

需在有心血管外科手术条件的医院进行。由于诊断治疗技术的不断进展，手术年龄可以提早，大多数先天性心脏病适宜手术年龄是学龄前期 4~6 岁。少数手术难度较大者可先进行姑息治疗。

【附】常见先天性心脏病诊断依据

### 一、室间隔缺损

缺损较大，生后 1~3 个月即可发生充血性心力衰竭，其哭声嘶哑、喂养困难、肺部反复感染、生长障碍、活动后气急、乏力、多汗。

X 线检查，示左心室肥大或双室肥大，肺动脉段扩张，主动脉结较小。较大缺损，左右心室均扩大，左心房扩大，肺动脉段突出，肺野充血明显。

心电图示中型缺损，有 $R_{V_3}$、$R_{V_6}$ 增高、T 波直立高尖对称伴深 Q 波。分流量大或肺动脉高压、双室肥大、$R_{V_3}$ 与 $S_{V_3}$ 波均增高，T 波较为直立。

心导管和超声心动图可确定缺损部位及大小。

### 二、房间隔缺损

常为继发性缺损。

出生时即可出现发绀，数周后因左心压力升高而消失。

胸骨左缘 2~3 肋间闻及柔和收缩期杂音，3~5 岁后杂音逐渐明显，肺动脉瓣区可出现 Ⅱ ~ Ⅲ 级喷射性收缩期杂音，一般无震颤。肺动脉第二音亢进、分裂固定。缺损大可在三尖瓣区闻及低频舒张期杂音。

X 线检查示右心房、心室扩大、主动脉弓缩小、肺动脉段突出、肺门阴影增深、肺野充血。

心电图多呈电轴右偏及不完全性右束支传导阻滞。重者可见右心房扩大、右心室肥厚。

心导管和超声心动图检查可见缺损大小和部位。

### 三、法洛氏四联症

主要包括肺动脉狭窄、室间隔缺损、主动脉骑跨及右心室肥大 4 种畸形。

明显的发绀，活动后气促，易疲劳。新生儿及生后头几个月发绀可不明显，3 个月发绀可显著，有的有呼吸困难，偶出现抽搐与偏瘫，年长儿活动后喜取蹲下姿势。

生长迟缓，杵状指（趾）。胸骨左缘二三肋间可闻及粗糙收缩期杂音，少数有震颤。肺动脉第二音减低。

X 线检查，典型者呈"靴状心"，肺纹理明显减少。

心电图，电轴右偏及右室肥大，V1R/S > 1 呈 Rs、rsR 或 R 波型，$V_1$R 波上升，常有切迹，自 $V_3$ 至 $V_6$、QRS 转为 rS 波型、$T_{V1}$ 直立。

超声心动图和心导管检查，显示室间隔缺损，主动脉骑跨及右室肥大，肺动脉狭窄。

## 四、动脉导管未闭

活动后易疲劳，分流量大，症状出现早，甚至新生儿期即可出现充血性心力衰竭。

胸骨左缘第二肋间有典型收缩期至舒张期连续性杂音，伴有震颤。肺动脉第二音亢进，水冲脉，周围毛细血管搏动及股动脉枪击声均为重要的诊断依据之一。

X线检查，左心房、左心室增大，肺动脉段突起，肺充血。

心电图，肺动脉高压，多示在心室，舒张期负荷加重和左心室肥大，$R_{V_5}$、$V_6$、Ⅱ、Ⅲ、AVF均增高，$T_{V_5}$、$V_6$。高而真立，随着肺动脉压力逐渐增高，心电图转为左右心室肥大。

心导管和超声心电图可见动脉导管未闭的直接征象及左房、左室增大。

## 五、肺动脉瓣狭窄

严重可早期出现心力衰竭，一般活动后而出现乏力，心悸，轻度发绀。

左二肋间有Ⅲ～Ⅴ级响亮、粗糙、喷射性收缩期杂音，向颈部、锁骨下及背部传导。常有收缩期震颤，轻者可闻及收缩期喷射音，肺动脉第二音减低或消失。若为漏斗部狭窄，杂音在三四肋间最响。

X线检查，右心室增长，重者右心房也增大，肺动脉明显突出，以及肺野血管影减少为瓣膜部狭窄的典型表现。漏斗部狭窄者肺动脉段突出不明显。

心电图，电轴右偏，右室收缩负荷加重波形（$R_{V_1}$高大，呈RS或qR型，ST段压低，T波倒置）。$V_1 T$波直立是轻型的诊断依据之一。重型可见右心房肥大的高尖P波。

右心导管和超声心动图，可确定肺动脉瓣狭窄及其程度。

# 第二节　风湿性心脏病

## 一、诊断精要

### （一）二尖瓣关闭不全

由于瓣叶、乳头肌及腱束的缩短与粘连，瓣膜不能正常关闭。轻度二尖瓣关闭不全，无明显血流动力学改变；中重度关闭不全者，左室收缩时，血液反流至左房，使左房扩张，左室在舒张期接受更多的血，因而也扩张，使心排出量减少；严重者，肺淤血、肺动脉压增高，右室增大。

（1）症状：轻者可无症状。较重者因心排出量减少出现乏力、心悸、面色苍白、体重减轻，同时因肺淤血有劳累后呼吸困难。重者可出现左心衰竭。

（2）体征：心前区饱满，心尖搏动弥散、向左下移动。第一心音正常或减弱；第二心音亢进，且明显分裂；第三心音常明显。在心尖区可闻及Ⅱ级以上全收缩期吹风样杂音，向左腋下及左背部传导。可伴有心尖区低调舒张中期杂音（由于舒张期通过二尖瓣口的血流增多而出现的相对性二尖瓣狭窄，即 Carey Coombs 杂音）。

（3）X线检查：胸片轻者可正常。较重者示心脏增大，以左房左室为主。右心力衰竭或肺动脉高压时，肺动脉及右心也增大，可有肺淤血。

（4）心电图：轻者可正常。较重者示左房扩大（见双峰 P 波），以及左室，甚至右室肥大。

（5）超声心动图：左房左室增大。二维超声可显示瓣叶不能闭合，也可见到瓣叶病变。脉冲多普勒可显示反流及其程度。

### （二）二尖瓣狭窄

风湿性心内膜炎形成二尖瓣狭窄一般需要 2 年以上的病程。常与二尖瓣关闭不全同时存在。由于瓣膜腱索相互粘连融合，使瓣口呈鱼嘴状，整个瓣膜如漏斗状。舒张期左房血流不能顺利进入左室，致左房扩大，继之肺淤血、肺动脉高压，右室也随之肥厚扩大。

一般二尖瓣口狭窄程度达到正常的 1/2 时，始出现临床症状。

（1）症状：轻者无症状。重者大致可分为 3 个阶段：左房代偿期、左房衰竭期和右心衰竭期。患儿可咳粉红色泡沫痰，甚至大量咯血。后期出现肝大、肝区不适、腹水等右心衰竭的症状，但呼吸困难等肺淤血的症状减轻。

（2）体征：口唇轻度发绀，面颊潮红（二尖瓣面容），脉搏细弱。心尖搏动减弱，或呈叩击样。心界多不很大。心尖区第一心音、肺动脉瓣区第二心音均亢进。心尖内侧或胸骨左缘下方可闻及开放拍击音。心尖区可闻及舒张中期"隆隆"样杂音，收缩期前增强，在平卧与左侧卧时易闻及，常伴舒张期震颤。

（3）X 线检查：以左房、右室增大为主，有时可见肺淤血（"鹿角"征）及肺水肿的表现。轻者可正常。

（4）心电图：轻者正常。较重者见左房扩大（双峰 P 波）及不同程度的右室肥大。

（5）超声心动图：发现射血分数（EF）斜率减小，二尖瓣前叶呈方形或城墙样改变，二尖瓣后叶与二尖瓣前叶同向运动，二尖瓣前叶活动幅度低，二尖瓣叶增厚，左房增大。而且可测瓣口大小，估计狭窄程度。

### （三）主动脉瓣关闭不全

常与二尖瓣病变同时存在。因瓣膜短缩、瘢痕变形，主动脉瓣在左室舒张时不能弥合密闭，主动脉血反流至左室，致左室扩张，舒张压降低，脉压增大。

（1）症状：左室代偿功能很强，患者可在很长时间内无明显症状。在左室失代偿之前，患儿可正常活动，但可有心悸，或心前区有强烈的搏动感，有的患儿不能取左侧卧位。熟睡后心率减慢，舒张期延长，反流量增多，发生夜间心绞痛和盗汗。

（2）体征：胸骨左缘第 3、4 肋间或右缘第 2 肋间可闻及高调泼水样舒张早中期杂音，吸气和前倾坐位时更清楚。杂音愈长，反流量愈多。有时心尖区可闻及一舒张晚期杂音（Austin-Flint 杂音）。心界向左下扩大，心尖搏动增强，呈抬举样。颈动脉搏动增强。脉压增大，周围血管阳性，包括水冲脉、动脉枪击音、毛细血管搏动征。

（3）X 线检查：左室增大，主动脉弓凸出，搏动强烈。

（4）心电图：正常或显示左室肥厚。

（5）超声心动图：主动脉瓣在舒张期不能关闭成一条线，而成两条回声，两条回声间距离大于 1 mm。主动脉瓣开放和关闭速率加快，二尖瓣前叶有高频扑动。

### （四）瓣膜联合病变

风湿性瓣膜病常累计一组以上的瓣膜，约 3/4 以二尖瓣为主，主动脉为主的约占 1/4。在同组瓣膜上，关闭不全与狭窄两者常兼有，但严重的关闭不全不会伴严重的狭窄，反之亦然。在儿科，单纯二尖瓣关闭不全较二尖瓣狭窄为多。

## 二、治疗精要

对链球菌感染的预防和心力衰竭的处理是主要环节。严重瓣膜病变引起心功能不全而药物治疗不能控制时，可施行手术治疗。单纯二尖瓣狭窄者可做经导管球囊扩张瓣膜成形术。

## 三、处方选择

### （一）链球菌感染的预防

（1）苄星青霉素 G：$120 \times 10^4$U，肌注，每 4 周 1 次。效果最好。

（2）青霉素 V 钾：每次 $25 \times 10^4$U，口服，每天 1 次。

（3）青霉素过敏者：用磺胺或红霉素。磺胺嘧啶 1.0g，口服，每天 1 次，体重 < 25 kg，每次 0.5g，口服，每天 1 次。红霉素 0.25g，口服，每天 1 次。

### （二）地高辛

用于有慢性充血性心力衰竭者。饱和量：< 2 岁，0.06~0.08mg/kg；> 2 岁，0.04~0.06mg/kg，口服，分 3~6 次完成，1~2d 服完，以后用 1/4 饱和量维持。

# 第三节　急性心包炎

急性心包炎常是全身疾病的一个组成部分，或由临近组织蔓延而来。致病的化脓性细菌中以葡萄球菌多见，肺炎球菌、链球菌、大肠杆菌也较常见。病毒性心包炎中常见的病原有柯萨奇 B 组病毒、流感病毒、埃可病毒、腺病毒、乙肝病毒及 EB 病毒等。此外尚可并发于风湿热及其他结缔组织病、肺吸虫病、白血病、恶性淋巴瘤、尿毒症、局部创伤、食管异物等。根据病理变化可分为纤维蛋白性和渗出性 2 种。

## 一、诊断精要

### （一）症　状

（1）原发病症状的恶化，如发热、气促等。

（2）心包腔渗液的症状，如眩晕、胸闷，压迫食管或喉返神经时出现吞咽困难和声嘶。

### （二）体　征

多与心包积液量的多少有关。

（1）心包摩擦音：是最重要的体征，主要见于急性纤维蛋白性心包炎，随心包积液量增加而减弱、消失。

（2）心脏体征：心尖搏动减弱或消失，心界向两侧扩大，相对浊音界消失，心尖搏动位于扩大的心浊音界之内，卧位与端坐位右第 2、3 肋间的心浊音界大小不同（卧位时扩大）。心音遥远。背部左肩胛下角叩诊呈浊音，语颤加强并可听到管样呼吸音与捻发音（Ewart 征）。胸骨下部出现实音。均因大量心包积液压迫下肺组织，产生肺不张引起。

（3）心包填塞体征：当心包积液迅速或大量聚集时发生。表现为急性重病容，呼吸困难，心率加快，发绀，动脉压下降，脉压变小，颈静脉怒张，奇脉（吸气时脉搏幅度减弱），肝大，肝 – 颈静脉反流征阳性，水肿，甚至心源性休克。若渗液集聚较缓慢，则休克表现不明显，而肝大、腹水、水肿等体循环淤血的表现较明显。

### （三）实验室检查

（1）X 线检查：小儿心包积液在 150 mL 时，即可出现心影增大。卧位与立位心影差异显著，卧位时心影变宽。短期内心影迅速扩大。透视下心搏减弱或消失。肺野多清晰，可伴有胸腔积液。

（2）心电图：急性心包炎时由于心包渗液及心外膜下心肌损伤，可产生多种心电图改变；前者发生 QRS 低电压，后者引起 ST 段及 T 段波的改变；连续观察心电图可看到以下 ST–T 演变的过程。

（3）超声心动图：超声心动图对心包渗液的诊断有很大价值，表现为心脏外缘有液性暗区。它不仅能探知有无心包积液，而且能判断积液量的多少，可发现 50mL 以下的积液。

（4）放射性核素心脏血池显影：心包积液时，X 线片心影虽明显增大，但心脏血池扫描的心影大小却正常，扫描心影与 X 线心影横径的比值小于 0.75，表示有心包积液，比值愈小提示心包积液量愈多。

（5）CT 或 MRI：必要时可应用以决定诊断。

（6）心包穿刺：可证实心包积液。积液检查（涂片、生化、培养及药敏试验等）可了解心包积液的性质，帮助病因诊断和选择药物，也有助于缓解心包填塞。

## 二、治疗精要

主要针对病因治疗，其他治疗包括卧床休息，呼吸困难时取半卧位并供氧，胸痛时可予对症治疗，加强支持治疗。

## 三、处方选择

### （一）急性化脓性心包炎

应用与病原菌相适应的大剂量抗生素静脉滴入。青霉素（40~60）×10^4U/（kg·d），分 4 次，静滴；苯唑西林 50~100 mg/（kg·d），分 2~4 次，静滴；万古霉素 20~40mg/（kg·d），分 2~4 次，静滴；氯霉素 25~50mg/（kg·d），分 2~3 次，静滴；红霉素 20~30mg/（kg·d），分 2~3 次，静滴；头孢菌素 100mg/（kg·d），分 3~4 次，静滴。

### （二）结核性心包炎

HRSZ 治疗 9~12 个月，其中链霉素（S）20~30mg/（kg·d），分 2 次，肌注，用 2 个月；吡嗪酰胺（Z）20~30mg/（kg·d），分 3~4 次口服，用 3~6 个月；利福平（R）10~20mg/（kg·d），顿服，用 6~9 个月；异烟肼（H）10~20mg/（kg·d），顿服，用 9~12 个月。

### （三）病毒性心包炎

阿司匹林 30~50mg/（kg·d），分 3~4 次口服，或用泼尼松。

### （四）肺吸虫性心包炎

同肺吸虫病。

### （五）风湿性心包炎

按风湿热处理。

## （六）泼尼松

上述心包炎在针对病原体治疗的基础上，均可使用以减少粘连。泼尼松1~2mg/( kg·d )，逐渐减量停药，总疗程 2~4 周。

## 四、经验指导

### （一）心包穿刺

抽液不宜过快。如脓液黏稠引流不畅或渗液反复出现，应尽早行心包切开术，心包切开并无危险，同时可取得活检组织有助病因判断。尤其在化脓性心包炎，一般穿刺抽脓，仅适用于解除心包填塞和（或）诊断性穿刺。此法排脓往往不畅，不应作为常规引流运用，多需及早行心包切开术。

### （二）心包渗液涂片

强调要用瑞特染色，否则误将嗜酸性粒细胞归类在中性粒细胞内，漏诊肺吸虫感染。

# 第四节　缩窄性心包炎

缩窄性心包炎多见于年长儿。我国主要由结核病及化脓性细菌感染引起，近年来由急性非特异性心包炎( 主要是病毒感染 )引起者增多，少数为肿瘤、放射治疗、结缔组织病、尿毒素性心包炎。起病多隐匿、缓慢，部分有急性心包炎病史。多见于年长儿，以气粗、腹水、肝大为特征。

## 一、诊断精要

### （一）临床表现

（1）症状：早期主要表现为劳累后气促或呼吸困难，晚期由于大量胸腔积液、腹水、肺部充血等休息时也出现气促、呼吸困难甚至端坐呼吸。此外尚可有乏力、心悸、腹胀等，但一般情况尚可，与心力衰竭者不同。

（2）体征：主要表现为慢性心脏压塞现象。①颈静脉怒张、静脉压升高（常＞

250cmH$_2$O），动脉压降低，脉压减小。②明显肝大、腹水，可有胸腔积液、下肢水肿，但下肢水肿常不显著，与腹水不成比例。③心前区平静，心音遥远，心动过速，可闻及心包叩击音，即胸骨第 3、4 肋间舒张早期额外音。由于心室快速充盈时，突然受限而停止充盈所致。心浊音界正常或稍大。

**（二）实验室检查**

（1）胸部 X 线检查：心包钙化为本病特殊征象，多见于病程 2 年以上的患者。另外可见心搏减弱，心影不大或轻度扩大，心缘毛糙、僵硬，上腔静脉影增宽，可有胸腔积液。

（2）心电图：多有异常但非特异性。常见 QRS 波群低电压，T 波低平或倒置（倒置深度常与心肌受累程度有关）。常见的心律失常为窦性心动过速，偶见心房颤动。

（3）超声心动图：可显示心外膜与心包区回声增强，心室腔变小及室间隔反向运动，部分可发现心包钙化。可排除瓣膜病变，有时还可与心肌病相鉴别。

（4）心导管检查：显示左、右房室的舒张压升高且四腔的水平大致相等，舒张压差很少超过 0.6kPa（5mmHg），左、右心室舒张期压力曲线皆早期下陷，后上升呈平丘状，犹如平方根符号。肺动脉收缩压一般不超过 6.6kPa（50mmHg）。心搏量降低，动静脉血氧差加大。

（5）常有明显的低蛋白血症。

**二、鉴别诊断**

**（一）限制型心肌病**

该病症状出现以后，病情常迅速恶化。心脏明显增大，室壁增厚，有奔马律和瓣膜关闭不全的杂音。心电图以房室传导阻滞、室内传导阻滞，和心室肥厚、劳损为主。超声心动图发现左室射血前期（PEP）延长，射血期（LVET）缩短，PET/ LVET 比值增大，而在缩窄性心包炎改变不明显或接近正常。

**（二）慢性充血性心力衰竭**

由于其他心脏病引起。心脏增大，可有心脏杂音。该病腹水常不显著而下肢水肿明显。超声心动图常有助于发现病因。

### 三、治疗精要

根治性心包切除术是唯一有效的治疗。做好术前准备，包括：卧床休息；供应充分的蛋白质、维生素，改善营养；限制钠盐摄入，并间歇使用利尿药；病程较久、有心功能减退或心房颤动者可适量使用洋地黄制剂。

### 四、处方选择

#### （一）利尿药

用于控制腹水、水肿。

氢氯噻嗪（双氢克尿塞）1~2mg/kg，口服，1~2/d，加螺内酯（安体舒通）2~4mg/kg，口服，1~2/d。

#### （二）地高辛

用于病程较久，心肌损害较重者。饱和量：＜2岁，0.06~0.08 mg/kg；＞2岁，0.04~0.06 mg/kg，口服，分3~6次完成，1~2d服完，以后用1/4量维持。

### 五、经验指导

患者明显肝大、腹水，常与其他症状、体征不相称，易误诊为慢性肝病，但肝功检查却仅见轻度异常，需仔细检查才会发现其他轻微表现。

诊断一旦明确应尽早手术。由于病程过长可因其失用性心肌萎缩而影响手术效果。

结核性者必须在积极抗结核治疗下进行手术，以免造成结核的扩散。

## 第五节　感染性心内膜炎

感染性心内膜炎（IE）是由于病原体感染心内膜、瓣膜或瓣膜相关结构所导致的严重疾病。病原体主要为细菌，其他有真菌、立克次体、病毒等。该病患儿多有原发心脏病（92%），其中以先天性心脏病最多（约80%），其次为风湿性心脏病。先天性心脏病中又以室间隔缺损最易患心内膜炎，其他依次为动脉导管未闭、法洛四联症、主动脉瓣狭窄等。目前，由于先天性心脏病手术、侵入性监护、静脉置管、广谱抗生素等的使用增加，无基础心脏病、先天性心脏病术后患病比例有增加，病原体中条件致病菌比例增加。发病年龄以 10 岁以上儿童发病率高，婴儿感染性心内膜炎常继发于脓毒血症，更易累及正常瓣膜。本病基本病理改变为心内膜、心瓣膜和大血管内膜面附着疣状感染性赘生物；可致瓣膜溃疡、穿孔，腱索缩短和断裂，动脉瘤、心肌脓肿，器官栓塞等。

## 一、诊断精要

### （一）临床表现

主要分为 3 方面。

（1）全身感染症状：发热、乏力、多汗、食欲减退，体重减轻，面色苍白，关节痛，肌痛等。

（2）心脏症状：无心脏病者出现杂音；或患有心脏病者杂音改变，出现新的杂音，心功能恶化。

（3）栓塞及血管症状：脑、肾、脾、冠状动脉、肢体、肠系膜动脉和肺动脉栓塞时，即出现相应症状，如头痛、呕吐、咳嗽、咯血、胸痛、脾大、腹痛、杵状指、淤点，Osler 结等。

### （二）实验室检查

（1）血培养阳性，为诊断感染性心内膜炎的重要依据。

（2）血象常为进行性贫血，白细胞计数增高，中性粒细胞升高。小便常规可见蛋白尿和镜下血尿。

（3）血沉增快，C- 反应蛋白阳性。

（4）血 γ - 球蛋白升高，循环免疫复合物增高，类风湿因子阳性。

（5）超声心动图检出心脏病变，并可发现赘生物。超声心动图对赘生物的检出率与病原体、病程、检验者的经验有关，一般为 57% ~81%，太小的赘生物（< 2mm）很难被发现。因此，未发现赘生物不能排除感染性心内膜炎。

（6）胸部 X 片：并发心力衰竭者见肺淤血，心脏扩大；可见肺栓塞表现，或有胸腔积液的征象。

（7）心电图：呈非特异性改变，可出现各种心律失常，传导阻滞。

## 二、鉴别诊断

### （一）活动性风湿性心脏病

两者均可有发热、贫血、血沉增快、心脏损害，但如有栓塞、脾大、血尿、杵状指及血培养阳性者支持感染性心内膜炎诊断。

### （二）以发热为主要临床表现

本病须与伤寒、败血症、结核、幼年型类风湿性关节炎等发热性疾病相鉴别。以心力衰竭为主要表现伴有低热或无发热者应与心脏病并发心力衰竭相鉴别。

## 三、治疗精要

原则是积极和完整的抗感染治疗，细心护理，加强支持治疗。

### （一）合理使用抗生素

用前首先抽取血培养和做药敏试验。临床考虑感染性心内膜炎时，抗生素应争取及早应用，不可等待结果，延误治疗。抗生素的使用以杀菌剂为主；使用抑菌剂疗效差，一般禁用。疗程4~8周。

### （二）心功能不全者

可用洋地黄、多巴胺等强心药，或并用利尿药、血管扩张药等。但心内膜炎患儿易洋地黄中毒，宜慎用；常用常规剂量的1/3~1/2，并定期检测血药浓度。

## 四、处方选择

### （一）处方1

血培养阳性，根据病原及其药敏结果选药。

1. G+ 球菌

青霉素（40~60）×$10^4$U/（kg·d），分4次，静滴加庆大霉素4~6mg/（kg·d），分2~3次，静滴，或万古霉素40~60mg/（kg·d），分2~3次，静滴；或万古霉素＋庆大霉素，或头孢菌素类100mg/（kg·d），分3~4次，静滴。

2. zaG– 菌

氨苄西林 200~300mg/（kg·d），分 3~4 次，静滴加庆大霉素；或替卡西林 200~400mg/（kg·d），分 3~4 次，静滴加庆大霉素。或头孢曲松、头孢氧哌酮 100~200mg/（kg·d），分 3~4 次，静滴。

### （二）处方 2

血培养阴性。

#### 1. 术后

万古霉素 + 庆大霉素。

#### 2. 非手术

萘夫西林 / 甲氧西林 + 庆大霉素或青霉素。

抗感染治疗疗程 4~8 周，用至体温正常，栓塞现象消失，血培养阴性逐渐停用。

## 五、经验指导

曾诊断有心脏病的患儿如有超过 1 周不明原因的发热，即应考虑发生感染性心内膜炎。

脑栓塞引起的脑膜炎，脑脊液细菌培养常为阴性，糖、氯化物可正常，注意与结核性或病毒性脑膜炎鉴别。

并发于动脉导管未闭的感染性心内膜炎，抗生素治疗难以控制者，手术矫正畸形后，继续抗生素治疗常可迅速控制。

心内膜炎的复发可在有效抗感染后 3~6 个月发生，复发时的病原菌不一定与既往一致。

治疗过程中，如体温下降后再度升高，应考虑以下几种可能：①赘生物脱落或部分脱落入血。②药量不足。③静脉炎。④感染扩散或新栓塞形成。⑤重复感染。⑥药物热等。

## 六、预防原则

患有先天性或风湿性心脏病的儿童，当已知存在菌血症的危险时，如进行牙科、外科或心导管术及器械检查时，建议预防性治疗。围手术期（一般包括术前、术后 2~3d）予足量抗生素（如青霉素）。注意：不能把风湿性心脏病患儿平时的预防链球菌感染的治疗作为预防感染性心内膜炎的治疗。要注意口腔卫生，防止齿龈炎、龋齿，预防皮肤和其他部位的感染。

# 第六节　儿童高血压

高血压在儿童期发病率显著低于成人，但随着常规血压测量的普及，儿童高血压检出率逐渐增高。儿童高血压可以严格地定义为收缩压和舒张压大于同年龄、同性别及同身高儿童血压的第 90 百分位；临界高血压为 90~95 百分位；高于 95 百分位为高血压。一般认为：学龄前儿童血压 ≥ 105/70mmHg（14.6/9.3 kPa）、学龄期儿童血压 ≥ 120/80mmHg（16.0/10.6kPa）可以判断为血压增高，是临床上更易掌握的粗略标准。

儿童高血压的病因以继发性多见，从表 2-4-1 所示可以看出：儿童高血压多继发于肾脏疾患和心血管畸形。此外，内分泌疾患引起的高血压在儿童期也偶可见到，如嗜铬细胞瘤、醛固酮增多症等。

表2-4-1　小儿高血压常见病因与年龄组的关系

| 年龄 | 病因 |
| --- | --- |
| 新生儿 | 肾动脉血栓，狭窄，先天性肾脏畸形，主动脉缩窄，支气管肺发育不良 |
| 1~6 岁 | 肾实质病变，主动脉缩窄，肾动脉狭窄 |
| 6~12 岁 | 原发性高血压，肾动脉狭窄，肾实质病变 |
| > 12 岁 | 原发性高血压，肾实质病变 |

传统上认为原发高血压在儿童期占 5% 左右。但是，近年认识到原发性高血压已成为青少年高血压的首要病因，这为我们从儿童期开始预防成人高血压和相关的心血管疾病提出了新的课题。

## 一、诊断精要

儿童血压的测定应以在静息状态选用适当袖带（宽度为上臂周长的 40%）重复测量的数据为准，多次测定血压均增高方能做出高血压的诊断。

考虑到慢性肾实质病变和肾血管病变在儿童高血压病因中的重要性，在诊断检查中应首先予以证实或排除。临床疑为继发性高血压的病例，应检查尿常规及培养、肾功能、腹部及肾区 B 超、肾盂造影或肾核素检查，若肾血管狭窄可能性大，应做核磁共振或血管造影。常规测量上、下肢血压配合 Doppler 超声对检出心血管畸形起到关键作用。应常规检查血浆电解质，低血钾、高血钠是提示醛固酮增多症、先天性肾上腺增生症、Cushion 综合征的线索，血钙增高者应考虑高血钙症或甲状旁腺功能亢进症所致的高血压。

儿童肥胖是血压增高的重要危险因素，家族高血压病史和出生时小于胎龄或低体重也是儿童高血压的重要危险因素，父母中 1 人以上患高血压，子女发生高血压的机会较正常者高出 2 倍。在诊断或筛查儿童高血压时对这些危险因素应加以注意。

高血压危象。血压急剧升高导致脑、心、肾损害；其中尤以脑损害常见，称为高血压脑病。多见于继发性高血压，因而成为儿童因高血压住院治疗的重要病因。"严重高血压"指血压持续高于相应性别和年龄血压的 99 百分位值，儿科临床一般血压超出 150/100mmHg 为重症。

高血压导致的靶器官损伤在儿科并不常见，但仍应及时做超声心动图检查、测定尿微球蛋白和眼科检查对可能发生的靶器官损伤进行评价。

## 二、治疗精要

### （一）非药物治疗

控制体重、减肥及有氧运动，限制脂肪和钠盐摄入量（2~2.5g/d）。

### （二）药物治疗

若非药物治疗 3~6 个月仍无效，或者出现器官功能损害，需进行抗高血压药物治疗。药物治疗的目的是将血压控制到正常范围，即同年龄儿童血压的 95 百分位值以下。

### （三）常用抗高血压药

常用降压药有以下几类。

（1）血管紧张素转移酶抑制剂（ACEI）：本类药物已成为常用的一线药物。常用的有卡托普利和依那普利。咳嗽、皮疹等副作用儿童相对少见，尤其适用于肾素增高的患者和合并心功能不全和心室肥厚者，具有保护肾脏、周围血管和心脏的作用，但在肾动脉狭窄病例应慎用。

（2）钙拮抗剂：也是高血压一线药物，尤其适用于低肾素患者，心功能不全和传导阻滞者不宜使用。常用的有硝苯地平、维拉帕米。可有面潮红、头痛、心悸等副作用。

成人内科曾报道硝苯吡啶诱发心肌缺血，儿科应用未见类似问题，但仍以应用慢效制剂为稳妥。

（3）β-受体阻滞剂：常用的有普萘洛尔（心得安）、倍他洛克。主要用于轻中度高血压，尤其适用于心率过快患者。支气管哮喘或房室传导阻滞病人禁用或慎用，肾血流降低的病例不宜使用。

（4）α-受体阻滞剂和其他血管扩张药：常用有哌唑嗪、酚妥拉明、二氮嗪和米诺地尔（敏乐定）。哌唑嗪首剂和递增剂量时出现低血压眩晕、头疼等副反应。其他强力血管扩张药物也可能出现类似反应。硝普钠是常用的治疗高血压急症的强力血管扩张药，静脉用药数秒至 1~2min 起效，停止滴注药效迅速消失，应仔细调节滴速，避免光照或使用时间过长，以免出现硫氰化物中毒。米诺地尔（敏乐定）是强力血管扩张药，直接扩张小动脉，用于难治的肾性高血压。

（5）利尿药：常用氢氯噻嗪，适用于轻症高血压及与其他药物配伍应用，较少作为一线药物，肾功能不全时呋塞米（速尿）效果较噻嗪类为佳。

## 三、处方选择

卡托普利 1~5 mg/（kg·d），分为 8h 1 次，口服；依那普利 0.1~0.4 mg/（kg·d），分为 12 h 1 次，口服。为避免首剂低血压，口服起始量减小，如卡托普利口服起始量仅每次 0.15~0.3 mg/kg。

硝苯地平 0.25~0.5 mg/kg（最大剂量 ≤ 10~20mg），口服或舌下含化，或缓释硝苯地平 0.25~3 mg/（kg·d），分为 12 h1 次，口服。

普萘洛尔 0.5~2mg/（kg·d），分为 6~12h1 次，口服；倍他洛克 0.5~2mg/（kg·d），分为 12h1 次，口服。

硝普钠 0.5~8μg/（kg·min），静滴；酚妥拉明 0.1~0.5mg/kg，静滴。哌唑嗪 0.05~0.1~0.5mg/（kg·d），分为 6~8h1 次，口服。

二氮嗪 1~3mg/kg（单次最大剂量 ≤ 150mg），高血压危象 1~5 mg/kg，快速静脉滴注。米诺地尔 0.1~1 mg/（kg·d），分为 12h1 次，口服。

### 四、经验指导

#### （一）高血压药物治疗

应当高度个体化，主要依据患者的治疗反应和不良反应及是否有并发症来选用药物。目前小儿高血压的药物治疗倾向于首先选用 ACEI 或钙拮抗剂。

#### （二）高血压危象

要求在 ICU 监护条件下经静脉使用降压药物。应根据不同情况考虑降压速度：快速降压对最常见的靶器官——脑的损害有可能加重，主要见于持续高血压有急性加重的病例；但是如果有惊厥或脑疝征象，仍然需要快速降压。一般认为，应使动脉平均压在头 2h 内降低不超过 20% ~25%。

#### （三）降压药物的联合应用

有助于发挥药物的最大疗效并避免用量过大出现副作用。常用的组合有：① ACEI 和利尿药。②钙拮抗剂加 β – 受体阻滞剂。③ ACEI 与钙拮抗剂。④利尿药与 β – 受体阻滞剂。⑤ α – 受体阻滞剂与 β – 受体阻滞剂。

# 第五章　泌尿系统疾病

## 第一节　遗尿症

年满 3 岁以上的小儿，经常在睡眠中不自觉排尿者称遗尿症，有原发和继发。原发者可能是因为排尿控制功能发育较差，常有家族倾向，到一定年龄后能自愈；继发者多于重病后，全身衰竭，为神经功能性紊乱。

### 一、诊断依据

无任何神经症状或体征，无泌尿系统疾病，尿量、智力正常的儿童，日间能控制排尿，而睡后尿床者，轻者每夜 1 次，重者每日 1~2 次或更多次数。

### 二、治疗指南

#### （一）做好家长与小儿思想工作

勿增加小儿精神负担如打骂、歧视等，鼓励病儿消除怕羞紧张情绪，树立战胜疾病的信心和决心。

#### （二）睡前和晚饭后控制饮水量

如有局部炎症应首先治疗，可用高锰酸钾坐浴，有蛲虫者驱虫，有包茎者可考虑手术。

#### （三）药物治疗

1. 清醒药

可兴奋中枢，调节睡眠深度，提高排尿感觉，如睡前服硫酸苯丙胺，每次 2.5~5mg，氯酯醒 1 次 0.1g，盐酸丙脒嗪 12.5mg，盐酸麻黄素 6~12.5mg，文冠果种仁 4~8 岁 12.5~15g，每日 2 次，8 岁以上 15~20g，每日 2 次，7~10d 为 1 疗程。

2. 解痉药

复方颠茄合剂每天 2~3 次，每次 5~8mL，普鲁苯辛每天 2~3 次，每次 0.5mg/kg，口服，最后一剂睡前服，上药可轮换使用，解痉药可与清醒药配合应用，效果较好，也可用莨菪浸膏片，每次 2 片，每日 3 次，连用 1 个月。

### （四）中医辨证施治

1. 肾气不足，下无虚寒，膀胱不约

证见遗尿，小便清长或频数，腹冷畏寒，面色苍白，腰膝酸软，苔薄质偏淡，脉细。多见于病后体虚，治当温肾固涩。处方：补骨脂 10g、巴戟肉 10g、金樱子 10g、覆盆子 10g、桑螵蛸 10g、龙牡 15~30g、石菖蒲 6g、淡附片 6g、蚕茧 10~20 只、炙麻黄 3~5g，煎服，每天 1 剂。

2. 肺脾气虚

证见遗尿，面乏力，纳呆，便溏自汗，盗汗，苔薄，脉软。治当健脾益气固涩。处方：黄芪 10g、党参 10g、白术 10g、升麻 3g、炙甘草 3g、当归 10g、五味子 3g、益智仁 10g、山药 10g、乌药 6g、蚕茧 10~20 只，煎服，每天 1 剂。

3. 肝胆郁热

证见遗尿，小便短涩，性躁磨牙，手足心热，苔黄腻，舌质红，脉细数。治当清肝泄热。处方：龙胆草 5g、山枝子 9g、黄柏 9g、柴胡 6~9g、生地 10g、黄芩 10g、木通 3g、淡竹叶 10g、车前子 10g（包煎）、生甘草 3g 煎服，每日 1 剂。

4. 针刺疗法，以补为主

取穴：关元、三阴交、阳陵泉、百会，每次交替取 2 穴，10 次为 1 疗程，也可在这些穴位作磁疗。

5. 按摩疗法

揉丹田 200 次，摩腹部 20min，揉龟尾 30 次，每日 1 次，10 次为 1 疗程。

6. 氦氖激光照射会阴、中极、三阴交、遗尿穴

每日 1 次，照射 5min，10 次为 1 疗程，一般 1~2 个疗程。

7. 应用利他林

0.5~0.75mg/kg，睡前顿服，先从小剂量开始，疗程 1~3 周，并控制晚上入水量。

8. 单方

桑螵蛸 10 个，煅灰存性研细用砂糖调服。

益智仁 9g。醋炒研末分 3 次用红酒送服。

补骨脂 30g，盐水浸泡 1d，晒干研末吞服 1.5g，每日 2 次。

玉竹 60g，煎服。

覆盆子根 1.5g，水煎和瘦肉汤服。

# 第二节　急性肾小球肾炎

急性肾小球肾炎又称急性肾炎。临床上急性起病，主要表现有血尿、浮肿和高血压等特点的肾小球疾病。多见于 3 岁以上小儿，发病多与乙型溶血性链球菌或与其他细菌病毒有关。当抗原 – 抗体复合物沉积在肾小球基底膜、激活补体吸引白细胞、释放溶酶、使基底膜受损致病。预后好，偶见二次致病，有极少数转为慢性。它是小儿时期一种常见肾脏疾病，2 岁以下少见。由于病程经过和临床表现，以及实验室检查的病变特点又分急进性肾炎，迁延性肾炎。还可分为原发性和继发性两大类。

## 一、诊断依据

### （一）急性肾小球肾炎

多数患者有先驱感染，起病急，以血尿为主。按先驱病可分为链球菌感染后和非链球菌感染后两类。链球菌感染后急性肾炎是主要的，其诊断依据：①大多数病例有典型尿改变（如尿量减少，轻至中等蛋白尿，肉眼或镜下血尿，白细胞和管型尿，尤其是红细胞管型尿）和浮肿，部分病例有高血压和暂时性氮质血症；少数病例尿改变轻微甚或正常，但可以有显著性高血压和水肿，也有少数病例以大量蛋白尿，肾病综合征起病或以急性肾炎起病。②先驱感染至起病的间歇时间在 1~3 周。③血清抗链球菌抗原的抗体增高。④血清补体 C3 或 CH5 呈一时性降低，大多数在 6~8 周内恢复正常。⑤若先驱感染病灶未愈可培养到 A 组溶血性链球菌。

### （二）单纯性血尿或蛋白尿的诊断标准

以持续性镜下血尿为主，偶发肉眼血尿，相位差镜检可见尿红细胞为多形型，计数＞1万/mL者，可称为"单纯性血尿"。体位性蛋白尿试验方法：①临上床前排尿弃去，次晨起床排尿检查，起床活动2h后再排尿送检，若第一份尿蛋白阴性，而第二份尿蛋白（＋）~（＋＋）以上者为直立性试验阳性。②先仰卧30min，然后仰卧位排尿弃去，予口服液体1杯入睡，次晨仍在仰卧位时留尿送检，在起床后自由活动，留取每次尿液直到上床，分测两次尿标本蛋白定量，计算出每分钟排出尿蛋白量（mg），若仰卧位在正常范围内，直立时蛋白量却增加，是为阳性，则可诊断单纯性蛋白尿。

5. 临床指征

在1~3周前有呼吸道感染等病史，有浮肿，血尿，高血压，严重病例出现心力衰竭，高血压脑病，急性肾功能不全，尿检有红细胞、白细胞、管型蛋白、血沉快、抗"O"增高、总补体和$C_3$下降。

## 二、治疗指南

### （一）急性肾炎

卧床休息直至消肿、血压正常和肉眼血尿消失，以后可逐渐增加活动量。

有少尿、水肿和高血压应予低盐（2g/d），如有氮质血症应降低蛋白摄食量。

消除细菌病灶，应用青霉素7~10d，青霉素过敏者改红霉素。

降压，利血平0.07mg/kg（一次总量不超过1.5mg），肌注，继以0.02~0.03mg/kg/d。口服维持，轻度高血压可仅用维持量口服，肼苯达嗪0.1/kg，肌注，或0.5~0.75mg/kg/d，分次口服，必要时可增加剂量，但日量不超过200mg。严重高血压和上述药物无效，可用呱唑嗪1~5mg/次口服，可乐定0.2~0.8mg/d，分次口服。

利尿，一般不需用利尿剂，但有浮肿可用，氢氯噻嗪2~3mg/kg/d，分2~3次口服。水肿严重而肌酐清除率降低（＜正常50%）者，可用呋塞米1~2mg/kg/次，每6~12h1次，口服或肌注。

### （二）急进性肾炎

减轻肾小球病变和改善肾功能，选择性应用如下治疗：甲泼尼龙"冲击"疗法，用甲泼尼龙15~30mg/kg/次，0.5~1h内静脉输注，每日或隔日1次，3次为1疗程，用1~3

疗程，疗效结束继以泼尼松 1mg/kg，隔晨顿服。

四联疗法，肝素 1mg（125U）/kg/ 次静滴，每 8 小时 1 次，用 5~10d，剂量可根据延长凝血时间 1 倍以进行调整。其后改用皮下注射或口服华法灵 0.05~0.1mg/kg/d，潘生丁 5~10mg/kg/d，分次肌注或口服。泼尼松 2mg/kg，隔日顿服。环磷酰胺 2~3mg/kg/d 口服。联合用药至少 1 个月，肾功能恢复或稳定后停用抗凝、激素、免疫制剂减量。

泼尼松免疫抑制剂治疗。泼尼松 1~1.5mg/kg/d，硫唑嘌呤 2mg/kg/d，或环磷酰胺 2.5mg/kg/d，病情稳定后减量维持。

在综合治疗的基础上加维生素 D 静滴，每次 10mg/kg，每天 1 次，连用 7~14d，症状改善后停药。还可用血浆置换、膜透析、肾移植等疗法。

### （三）中药治疗

可用四苓、五皮、麻黄、连翘、赤小豆汤加减。如麻黄 3g、连翘 9g、茯苓 15g、泽泻 10g、冬瓜皮 15~30g、白茅根 15g、赤小豆 30g。随症加减，表邪重加防风 10g、芥穗 6g；毒热重加银花 10g、蒲公英 l0g、青黛 3g，浮肿加车前子 15g，血尿加大小蓟 l0g、生地 15g，血压高加石决明 15~30g、黄芩 10g、菊花 10g，煎服。

### （四）严重并发症的处理

1. 高血压脑病

原则是止痉、降压、利尿。采用速效降压药。二氮嗪 2~5mg/kg，一次静注，无效 1h 可重复 1 次，作用可持续 4~36h。硝普钠 5~20mg，加入 100mL 葡萄糖液，以 1μg/kg/min 速度静滴，可根据降低血压效果来调整速度，此药应新鲜配制，还应避光。但应注意低血糖反应。利尿剂选用呋塞米 1~2mg/kg，肌注或静注，效果不佳可加大剂量至 5mg/kg/ 次。10% 水合氯醛 0.4~0.6mL/kg，加适量水保留灌肠。

2. 循环衰竭

开始表现循环充血，应限止水钠摄入，加强利尿剂的应用，如出现充血性心力衰竭，可用快速洋地黄制剂如毛花苷 C 和毒毛花苷 K，但注意中毒反应。

3. 654-2 每日静滴

654-2 用 1mg/kg 加 10% 葡萄糖 250~500mL，7d 为 1 疗程，7d 后改口服剂量减半，也可用东莨菪碱、阿托品解除肾血管痉挛，加强肾血灌流量。

# 第三篇

## 小儿外科学

# 第一章 小儿外科常见病症

## 第一节 湿 疹

本病与喂养过度、洗澡过勤、衣着过暖和过敏素质皆有密切关系。其病因与神经性皮炎相关，与不良的过多刺激也有关系。

### 一、诊断依据

#### （一）临床表现

常有过敏性疾病的家族史或个人史，年龄越小，湿疹表现越显著，随着年龄的增大，则易表现为神经性皮炎。

#### （二）体 征

皮疹常对称性发生于四肢的屈侧，如肘窝、腋窝、腹股沟、肛门、阴囊等处奇痒。急性期有多种皮疹，如红斑、丘疹、小泡、脓疮、糜烂、结痂。

### 二、治疗指南

#### （一）禁 忌

禁忌特别强调哺乳定时、定量，忌食太饱，勿用肥皂洗脸，衣着不宜太暖。

#### （二）应用泼尼松类药膏和抗生素类药膏

外用，每日2次，可迅速治愈。渗出搔痒严重者可用冷湿敷，也可用焦油类药膏，但浓度宜淡。

#### （三）急性湿疹

采用1%~4%硼酸溶液加0.1%呋喃西林溶液湿敷或清洗，再涂雷佛诺尔氧化锌软膏或 1% 氯霉素氧化锌油。

### （四）中医治疗

（1）干性湿疹：连翘 9g、黄柏 6g、马齿苋 9g、青黛 3g、地肤子 9g、蝉衣 3g、泽泻 9g，煎水服。

（2）湿性湿疹：生地 9g、青黛 3g、败酱草 15g、紫草 3g、马齿苋 9g、荷叶 6g、地肤子 9g、土茯苓 9g，煎水服。

### （五）单　　方

苍耳子膏煎水涂患处。

紫草 30g、大黄 18g，研细以蜜为丸，开水送服。

菊花、银花各 9g、蝉脱 4.5g，水煎服。

# 第二节　荨麻疹

荨麻疹俗称风疹块，是皮肤红斑性及水肿性的反应，其基本病变为皮肤黏膜的毛细血管暂时扩张及渗出性突然增加所引起。其病因是各种内外刺激因素（过敏源）感受增高所致。

## 一、诊断依据

### （一）临床表现

发病前可有吃特殊食物的病史，青霉素和痢特灵等也常见引起本病，也可能是麻疹、疟疾、肝炎、肠穿孔、葡萄球菌败血症等多种内外科疾病的前驱症或并发症，有时找不出明显的致病因素。病程可急可慢，有反复发作。

### （二）体　　征

全身发生散在丘疹、风团，剧痒，时起时消，一日数遍，急性者可伴有腹痛、腹泻、恶心、呕吐、干咳、哮喘。应与急性胃肠炎、胰腺炎、支气管哮喘相鉴别。有发烧等全身不适者应注意有无内外科疾病。

有的病遇冷时，局部皮肤肿胀、奇痒，称为寒冷性荨麻疹；有的病人不起风团，但用手指或笔杆等钝器划过处皮肤高起，称为皮肤划痕症；有的病人伴有血管性水肿。

严重的急性荨麻疹可发展到过敏性休克、血压下降，出现发绀、四肢发冷，甚至因衰竭而死亡。

## 二、治疗指南

伴有腹痛或哮喘的急性荨麻疹或发生过过敏性休克的病人，应立即用 0.1% 肾上腺素 0.5~1mL 或 3% 麻黄素 0.5~1mL 皮下或肌肉注射，经 15~30min 病情好转，然后给苯海拉明 50mg，每日 3 次，口服。

应用多种抗组织胺药物，如苯海拉明、氯苯那敏、赛庚啶等，都可以治荨麻疹，可任选一种，每次 1~2 片，每日 3 次口服。

泼尼松类激素，可使本病好转，但停药后复发更重，故不宜常规用，葡萄糖酸钙等药偶可奏效。

若已知引起病儿发疹的食物应忌食，对原因不明、久治不愈的慢性荨麻疹可设法治疗慢性病灶，如拔除龋齿残根，停止被动吸烟以及治愈胃溃疡等病。也可采用中医中药辨证施治。

中医治疗：①急性：银花 10g、连翘 9g、防风 10g、芥穗 6g、蝉衣 6g、白藓皮 9g、紫草 9g，煎服。②慢性：荆芥 10g、防风 10g、羌活 10g、柴胡 10g、白芷 6g、白藓皮 10g、地肤子 10g、黄柏 9g，煎服。加减法，上二型可随证选用如下药物。热重加胆草 6g、黄芩 10g、大青叶 10g、红肿加丹皮 10g、生地 15g，寒湿重加独活 10g、生姜 3 片、苍术 10g。

阿司咪唑应用：2% 阿司咪唑混悬液，0.1~0.5mL/kg 给药最大不超过 5mL。清晨一次顿服，7~10d 为 1 疗程。潘生丁 50mg 口服，每日 3 次，同时应用维生素 C100mg，每日 3 次。

单方：①鲜地骨皮 30g，煎水服。②地肤子 10g，煎服。③蝉蜕研细为丸开水送下。④苍耳子炒黑研细，每日 3g，开水送服。

# 第三节 小儿烧伤

## 一、概 述

烧伤患者，有半数以上为 14 岁以下小儿，其中 5 岁以下者占大多数。小儿活动频繁，不能自理，易致意外烧伤，主要发生于家庭环境中，因火焰、电力及化学物品所致烧伤较少见。小儿烧伤多发生在头、面及会阴部，伤后反应较成人严重，极易发生感染及电解质紊乱，愈合后常留有瘢痕畸形。应加强预防宣传教育和安全措施，避免意外烧伤的发生。

## 二、烧伤深度分类

小儿皮肤嫩薄，同等热力，作用在小儿身上所造成的皮肤损害较成人为重。烧伤深度及分类方法与成人相同。见表 3-1-1。

表3-1-1 烧伤深度及分类方法

| 深度 | 损伤程度 | 外观特点及临床特征 | 感觉 | 温度 | 创伤复合过程 |
|---|---|---|---|---|---|
| Ⅰ度 | 伤及角质层、透明层、颗粒层、生发层、大部健在 | 局部轻微红、肿、热痛、无水泡、干燥 | 微过敏、烧灼痛 | 微增 | 2~3d 症状消退，3~5d 复合、脱屑、无疤痕 |
| 浅Ⅱ度 | 伤及生发层及真皮乳头层 | 肿胀明显，有大小不等水泡，创底红润，潮湿 | 剧疼，感觉过敏 | 增高 | 如无感染 1~2 周复合，不留疤痕 |
| 深Ⅱ度 | 伤及真皮深层 | 肿胀明显，间或有小水泡，创底微潮，发白或红白相间，可见蜘蛛网状血管栓塞 | 疼痛感觉迟钝 | 降低 | 一般 3~4 周复合，可遗留疤痕 |
| Ⅲ度 | 伤及皮肤全层，皮下组织、肌肉、骨骼等 | 创面苍白或焦黄炭化，干燥，皮革样，可见树枝样血管栓塞 | 疼痛消失，感觉迟钝 | 局部发凉 | 大都需植皮后复合，遗留疤痕畸形 |

深度估计或出现误差，深二度与三度鉴别常有困难。二度烧伤可因感染而转变为三度，需经常复查。

### 三、烧伤面积的估计

#### （一）手掌法

五指并拢，本人一掌面积等于其自身体表面积的 1%。

#### （二）国内常用估计方法

小儿头颈部面积（%）为 9+（12- 年龄）；小儿双下肢面积（%）为 41+（12- 年龄）。

### 四、烧伤严重程度分类

#### （一）新生儿分类

轻度烧伤：总面积在 2%以下的Ⅱ° 烧伤。

中度烧伤：总面积在 3% ~5%的Ⅱ° 烧伤。或 2%以下的Ⅲ° 烧伤。

重度烧伤：总面积在 6% ~10%的Ⅱ° 烧伤。或Ⅲ° 在 2% ~5%的烧伤。

特重烧伤：总面积在 10%以上的Ⅱ° 烧伤。或Ⅲ° 在 5%以上的烧伤。

#### （二）小儿烧伤分类

轻度烧伤：总面积在 5%以下的Ⅱ° 烧伤。

中度烧伤：总面积在 6% ~10%的Ⅱ° 烧伤。或 5%以下的Ⅲ° 烧伤。

重度烧伤：总面积在 16% ~25%的Ⅱ° 烧伤。或Ⅲ° 烧伤在 6% ~10%者。

特重烧伤：总面积在 26%以上的Ⅱ° 烧伤。或Ⅲ° 烧伤在 10%以上者。

### 五、烧伤治疗

#### （一）一般处理

（1）了解烧伤原因、时间、伤后病情变化及治疗情况。

（2）初步估计病情，按前述方法计算面积及深度，做出判断。

（3）检查有无休克，呼吸道烧伤，合并伤如骨折、内脏损伤等。

（4）如有疼痛、烦躁，应给予镇静剂。烧伤较重或有休克、电解质紊乱，应立即给予静脉输液。有发绀、休克、昏迷者，应给予氧气吸入，维持呼吸机能。

（5）注意保暖，以利休克的纠正。

（6）注射破伤风抗毒素 1500U。

（7）应用抗生素。

（8）大面积烧伤，应立即配血备用，并取血测 $CO_2$、$K^+$、$Na^+$、$Cl^-$、BUN 及血气分析及血球压积容量。

#### （二）补液治疗

目前，尚无防止液体渗出的良好办法。因此，补充血浆容量，纠正水电解质平衡失调，恢复正常的组织灌注，是烧伤休克治疗的主要措施。但由于小儿体表面积相对较大，血容量较少，以及小儿机体调节和代偿能力差，其补液方式与成人有所不同。

1. 补液方法

（1）烧伤后第一个 24h。电解质液：等渗 2：1（0.9% 氯化钠溶液：1.4% 碳酸氢钠）。按表 3-1-2 计算。

表3-1-2　烧伤后第一个24小时输液量

| 体重（kg） | 每1%面积输入 2：1 液（mL/kg） |
| --- | --- |
| ＜5 | 2.0 |
| 6~10 | 1.75 |
| 11~15 | 1.5 |
| 16~20 | 1.25 |
| 21~25 | 1.0 |
| ＞26 | 0.75 |

胶体：（全血、血浆或代血浆）：每 1% 面积每千克体重 1mL。

水分：（5%~10% 葡萄糖）：

第一个 10kg，100mL/（kg/d）

第二个 10kg，50mL/（kg/d）

第三个 10kg，20mL/（kg/d）

（2）烧伤后第二个 24h：电解质及胶体液按第一个 24h 的实际入量之半量。水分同第一个 24 小时。

2. 注意事项

（1）有失水性休克者，应立即给 2：1 电解质液 20mL/kg，于 30min 至 1h 内静脉滴注，滴注之液体应从 24h 总量内扣除。

（2）烧伤后 8h 内，由于创面渗出最快，故电解质液及胶体液的半量应于伤后 8h 内输入，剩余的电解质液及胶体液半量于后 16h 内均匀速度静脉点滴。

（3）日需量之水分为 24h 均匀输入。

（4）烧伤 48h 内一般不给钾。

（5）伴有肺炎、肾功能损害或心力衰竭时，输液时须严密观察，切勿过量，速度亦应较慢。

（6）在输液过程中，应注意观察患儿一般反应，结合血压、脉搏、有无口渴、排尿量等掌握输液速度，并根据化验结果加以调整。不可单纯依靠公式计算。

（7）重度以上烧伤及头面颈部 10% 以上的烧伤患儿，应留置导尿管，记录每小时尿量、尿比重。

（8）伤后 24h 重新复核烧伤面积，及时调整补液量。

3. 休克期治疗的临床观察指标

（1）尿量：在肾功能正常情况下，每小时尿量应维持在每千克体重每小时 1mL，比重维持在 1.010~1.020 之间。尿量较少，往往表示血容量不足。如儿童尿量 24h 低于 50mL 为少尿，低于 15mL 为无尿。

（2）神志、精神：小儿神志清楚，无烦渴，安静合作或安静入睡。

（3）呼吸：呼吸平稳，呼吸道通畅，口唇黏膜及面部无紫绀。

（4）血压与脉压：小儿收缩压一般为在年龄（岁）×2+80mmHg 左右［年龄（岁）×2×0.1333+1.05kPa］，同时要求脉压低于 2.6kPa。

（5）实验室检查：各项指标基本正常，无明显血浓缩、缺氧及酸碱平衡紊乱等。


**（三）创面处理**

1. 早期创面处理

（1）清创、烧伤后创面均有不同程度的污染，应在细菌尚未进入组织之前完成清创。一般于伤后 6~8h 内。室温应在 30℃ 左右，注意保暖。①剪除创面及附近的毛发、指（趾）甲。②用肥皂水刷洗周围皮肤，并以 75% 乙醇消毒周围皮肤。③以 1‰ 新洁尔灭或 1‰ 氯己定溶液（洗必泰溶液），轻拭创面，去除脱落表皮，大小泡于低垂部剪开引流，表皮可保留。④清创后根据情况，采用暴露疗法或包扎疗法。⑤如有环形焦痂应行切开减压术。焦痂切开减压术，一般在伤后 24h 之内进行。

（2）暴露疗法：适用于头、面、会阴等不易包扎的部位，或污染较重的创面，使创面迅速干燥。同时适用于炎热季节，或湿度较大的地区的大面积烧伤，或深度烧伤的小儿。①患儿置消毒床单上，躯干部烧伤可采用侧卧、仰卧或俯卧，2~4h 翻身一次。②创面随时以棉球清拭渗液。③做好消毒隔离，不使大小便污染，严密观察有无感染。④室温维持在 28~30℃，湿度 40%~60%，每日紫外线空气消毒两次。⑤创面周围健康皮肤，定时以 75% 乙醇或 1‰ 新洁尔灭，或 1‰ 氯己定溶液（洗必泰溶液）进行消毒。

（3）包扎疗法，适用于不合作之小儿，四肢创面、躯干创面、扩大创彻底、创面较清洁者。①扩创后，以 1% 磺胺嘧啶银冷霜纱布覆盖创面，外敷以无菌纱布及棉垫，厚度为 3~5cm，包扎范围超过创面边缘 5cm 为宜。四肢末梢最好能暴露，以利观察血液循环情况。由肢体远端向近端加压包扎。②关节置功能位，手部创面指间隔以磺胺嘧啶银冷霜纱布，指掌关节屈 80°，拇指呈外展对掌位。③渗出液较多时，应随时更换敷料。

（4）焦痂切开减压术。①临床适应证：肢体远端皮肤紫绀或苍白，肿胀明显，局部发冷、麻木、感觉迟钝，毛细血管充盈缓慢，且进行性加重，足背或桡动脉搏动微弱或消失，胸腹环形焦痂，或半环形焦痂，两侧均超过腋中线者，均应行焦痂切开减压术。②切口选择：四肢切口纵行切开，越过踝、腕关节，深达深筋膜，如深筋膜下张力较大，亦应行深筋膜切开减压。深筋膜切开减压一般用于电烧伤。胸膜切口，对腹式呼吸改善不大，作脐上数厘米横切口与两侧切口相汇合，对改善呼吸似乎更合理一些。③切口处以戊二醛或碘仿纱条填塞。减压切口易感染，故应早期行切痂植皮术。

2. 感染创面处理

（1）清除坏死组织：在不引起出血的原则下，将坏死组织一次或分次剪除，充分引流。对大部分坏死组织尚未去除，其基底黏附紧，或估计一时无法清除的深度感染创面，则可外用 1%~2% 磺胺嘧啶银，对坏死组织已大部分去除的严重感染创面，应继续积极地清除坏死组织，充分引流。也可根据情况给予 0.9% 氯化钠溶液冲洗，1：5000 呋喃西林湿敷，严重感染者也可用 1‰ 新洁尔灭溶液湿敷。一般采取暴露或半暴露。

（2）浸浴疗法：浸浴疗法具有使创面清洁，减少感染创面的细菌数量和人体对毒素的吸收；促进坏死组织分离，引流痂下脓液等作用。在浸浴施药时，可减少疼痛，减少创面损伤，为一种常用的方法。将浸浴作为清洁创面的一种方法，主要用在大面积烧伤后残余创面的处理和小面积的感染创面。①浸泡液可用食盐配成的 0.9% 盐水，水温通常为 38~39℃为宜，室温应无冷感，水量以能淹没肢体及创面为准，同时不超过 30min。②

在浸浴过程中，要注意观察全身情况，如有脉搏加快，颜面苍白，出现虚脱现象时，应立即终止浸浴。③浸浴次数及每次浸浴间隔时间，应根据病人情况和浸浴后反应决定。

3. 焦痂处理

（1）自然脱痂及药物脱痂：先予保痂，以后待焦痂与创面组织发生液化分离，再逐步清除坏死组织后，待肉芽组织生长后植皮。此方法需 2~3 周。另外也可根据情况，有意识、有计划、分期分批应用一些药物（金黄膏、金黄散、凡士林）。促使焦痂早期分离，待坏死组织去尽，再经过短时间创面准备后立即植皮。以上方法去痂时间长，机体消耗大，患儿全身反应重，创面覆盖迟，创面感染机会大，易发生全身侵袭性感染。

（2）手术切痂植皮：①适应证。主要为较集中的有一定范围的Ⅲ度创面，特别是对已能肯定某些Ⅲ度感染焦痂已成为全身侵袭性感染的原因时，则在充分准备的基础上，更应当机立断，及早切除感染的焦痂。②切痂时机。范围及间隔时间：应根据患儿入院的早晚，一般情况，病程经过，伤情严重程度，手术条件的准备及对首次手术的反应等具体条件而定。小面积，全身情况好，尽可能早手术，越早越好。大面积首次应在伤后 3~7d，力争 10~14d 内分次完成手术。首次手术经过顺利，患儿病情较稳定，2~3d 可进行第二次手术。经过 2~3 次手术，并能在 2 周内清除掉全部或大部分Ⅲ度焦痂。这对于避免焦痂裂开、感染，缩短疗程，减少机体消耗，减少抗生素应用的时间，及创面的早期修复等均有很大帮助。切痂范围掌握在 5%~35%。年龄越小，范围越小。同时也要根据病人具体情况、手术部位、人力、物力等各方面因素全面地来考虑。③切痂原则。先切除环形、紧缩型焦痂，后切除对肢体循环、脏器的功能影响较小的部位；先躯干后四肢；先切除难以保痂或行切开减压的焦痂，干燥完整创面后处理。在病情许可的情况下优先处理功能部位创面。焦痂切除后，应及时植皮，覆盖创面。

（3）肉芽创面植皮术：①一般准备。加强营养，予以高热量、高蛋白、高维生素饮食，如有电解质紊乱及低蛋白血症，应手术前纠正，必要时输血或血浆。②受皮区准备。肉芽创面每日以 0.9% 氯化钠溶液湿敷换药。如肉芽组织水肿，术前 3d 开始以 2.5%~3% 高渗盐水湿敷换药。使肉芽组织健康，提高植皮成活率。③供皮区准备。头部供皮，手术当日剃头，其他部位供皮，术前 1d 备皮。④大面积植皮及取头皮患儿，术前 15min 静脉输入巴曲酶，根据年龄给予 0.25~1kU，术中出血多或手术时间较长再重复使用一次。⑤以滚轴式取皮刀，取韧厚或薄中厚皮肤，根据皮源多少、植皮范围，可予以大片状、邮票状或微粒状植皮。⑥术后受皮区处理。四肢、躯干部位以网眼纱布敷盖植皮区，外加纱布棉垫包扎之，肢体应严格限制活动。根据渗出多少，每日或隔日换药一次，头面部，会阴、臀部等不易包扎部位，给予半暴露，外敷网眼纱布，0.9% 氯化钠溶液随时湿敷创面。术后 48h 更换网眼纱布，以后根据分泌物多少，每日或隔日换药。⑦供皮区处理。取皮后以油纱敷盖创面，纱布棉垫加压包扎。每日检查局部渗出情况，是否有异味。头部 48h 去除纱布及棉垫，5~7d 油纱自行脱落，创面愈合。其他部位于术后 12~14d 拆除纱布棉垫，创面愈合。⑧全身治疗。术后可间断输血或血浆，予以支持疗法，使用有效抗生素治疗。给予高热量、高蛋白、高维生素饮食。

## 六、小儿烧伤败血症

烧伤败血症为常见并发症，也是烧伤死亡的主要原因。烧伤后至创面愈合的整个病程中，均可发生。但更多的发生于伤后 3~7d 的水肿回吸收期。可经多种途径感染，如烧伤创面、呼吸道、消化道、化脓性静脉炎、深部组织坏死、医源性感染等，早期一般为一种细菌感染，晚期常为混合感染，也可见霉菌败血症。

### （一）临床诊断要点

（1）多于烧伤后二周内发生，早期败血症可发生于烧伤后 48h 内。

（2）双目无神、精神萎靡、表情淡漠、谵语、嗜睡，有的表现呈兴奋状态，烦躁、惊叫、哭闹、抓空、四肢颤动，甚至惊厥。

（3）高热，热型不规则或呈稽留型高热，经一般处理不易奏效。

（4）绿脓杆菌败血症，晚期高体温不升，并可出现转移性坏死灶。

（5）食欲不振，呕吐、腹胀，有时合并腹泻或消化道出血。

（6）严重者可有黄疸、皮肤出血点。

（7）创面可加深凹陷，出现坏死斑，创缘出现炎症反应，深度创面焦痂潮湿，溶痂提早，并有臭味。

（8）化验室检查：呈急性贫血，周围血液白细胞计数升高达 20000/mm$^3$，或持续低于 4000/mm$^3$。中性粒细胞内有大量中毒颗粒，或空泡形成，可伴有明显核左移。血小板下降，血培养常为阳性。

### （二）治　疗

（1）加强营养及支持疗法，增强机体抵抗力。可通过各种途径（包括口服、鼻饲、静脉），给予理想的热卡摄入和蛋白质的补充，注意维持正氮平衡，从而提高机体的特异性和非特异性免疫功能。

（2）加强免疫功能：①细胞免疫介质。如一种高组分的高效细胞免疫调节剂。儿童肌肉注射细胞免疫介质每次1支，隔日1次，病情较严重的3岁以上儿童，每次可注射2支。②维生素E。维生素E通过增加IgD的产生，而增加体液免疫功能，并能特异性地作用于辅助型T细胞，刺激该细胞的活性。此外维生素E尚有细胞膜的稳定作用，从而抑制烧伤或创伤后的脂质过氧化。用量：1~2岁150mg/d，>12岁200mg/d。③西咪替丁。能选择性地抑制抑制型T细胞，使TH/TS的比值趋于正常，故能改善细胞免疫功能。④左旋咪唑。为合成化合物，可增强或调节TH细胞的效应。⑤在合理有效的抗生素使用下可慎重使用激素。

（3）中药治疗：以清热解毒凉血为主。

# 第四节　软组织感染

机体对病原菌的侵入和繁殖，所产生的一系列炎症性反应称为感染。是小儿外科的多发病、常见病。至今感染仍是新生儿及婴幼儿的主要死亡原因之一。因小儿生理、解剖、免疫的特点，使其对感染的反应与成人不同。婴儿出生后脐部尚未愈合；皮肤发育不完善，皮肤很薄，棘细胞层的连接又弱，嫩弱的皮肤易遭受损伤而发生感染，所以小儿软组织感染也多见。白细胞在吞噬过程中的调理、趋化及吞噬功能较差，细胞免疫功能尚未发育完善，自动免疫尚未建立，因此新生儿及婴幼儿免疫防御功能薄弱，不但容易感染，而且感染容易扩散，发生败血症与脓毒血症的机会比成人多，病死率也比成人高。

## 一、疖　疬

疖疬为婴幼儿夏季常见的急性感染疾病，多数由金黄色葡萄球菌侵入毛囊及其所属的皮脂腺所致，常见于头、面部，也可见于颈、背及腋下等处。

### （一）病　因

平时皮肤表面虽附有细菌，但并不发病。出汗后，易使汗腺周围发炎形成疖子，当皮肤受损后，将细菌落入毛囊及皮脂腺而引起感染。全身营养不良或抵抗力下降时，局部皮肤不清洁，细菌可乘虚而入引起疾病。

### （二）临床表现

痱子在皮肤上呈散在性、针头大的红色丘疹，尖端有小泡，周围有小红晕，严重时可密集成片或布满全身。当毛囊及所属皮脂腺感染时，则呈圆形红痛的小硬结。2~3d 后，范围逐渐扩大，中间可软化形成小脓肿，破溃出脓而自愈。其所属淋巴结也肿大，伴轻度压痛，偶有形成脓肿。一般无全身症状，严重时才有发烧、食欲不振等。

### （三）治　疗

经常洗澡，擦粉去汗，也可涂抹各种止痒洗剂及抗生素软膏。必要时切开引流。也可服用清热解毒中药。

## 二、脐　炎

### （一）病　因

胎儿期，胎儿需通过脐血管进行血液循环。生后，体外脐血管虽然已结扎，但体内部分须于结扎后 3~4 周才能达到完全闭合。如果切断脐带或脐带脱落时，残端处理不当，容易引起脐部的细菌性感染；也可因分娩时早期破水，分娩时间延长，产道污染而引起。其主要致病菌为金黄色葡萄球菌、溶血性链球菌和大肠杆菌。慢性脐炎有的是由于爽身粉等异物刺激断脐创面，形成脐部肉芽组织增生。

### （二）治　疗

急性脐炎除全身使用抗生素外，局部在早期应清洁、消毒及湿敷。局部应用抗生素软膏，如莫匹罗星等。对脐肉芽肿在创面清洁后，可用 10% 硝酸银棒烧灼，对于大的肉芽肿可用电烧灼或手术切除。

## 三、新生儿皮下坏疽

新生儿皮下坏疽多为金黄色葡萄球菌引起的一种皮下组织广泛性坏死。常发生于腰骶部、背部、臀部、颈部及四肢。

## （一）病因及病理

由于新生儿皮肤角化层较薄，结缔组织和弹力纤维发育不成熟；新生儿又长期卧床，使背部、臀部的皮下血流减慢，发生局部营养障碍，哭闹时四肢骚动，颈部衣领、尿布摩擦，易引起表皮损伤，再加上尿及粪便污染，病原菌侵入皮下造成感染。

新生儿的细胞免疫发育不良，补体不足，中性粒细胞对化学性趋化作用薄弱，调理素缺乏。而且局部淋巴结的屏障功能不足，使炎症迅速扩散，造成皮下组织广泛破坏和坏死。少数病儿以红肿为主，经治疗后可不再发生坏死，也有少数病儿因局限能力强，可形成脓肿。

## （二）临床表现

常于生后 10~15d 发病。以冬季多见。常发生于腰骶部、背部、臀部，也可见于会阴、枕、颈、肩或胸部等处。病变部位皮肤开始呈广泛充血肿胀，边界不清，稍硬。由于起病急而迅猛，皮下组织出现坏死、分离、液化，使红肿的中央呈黑紫色，可坏死脱落。少数病儿在病变区出现小水泡及脓疱，出现漂浮感，也有少数病儿仅有红肿而无漂浮感。全身主要症状为高热，哭闹不安，厌食，精神萎靡不振。有时可并发肺炎。败血症时，可出现呼吸困难，皮肤多发性出血点、腹泻、呕吐、黄疸、惊厥或昏迷，血培养多可获阳性，大多数病儿白细胞总数升高。

## （三）诊　断

该病的诊断较容易。新生儿有发烧、厌食时，应检查好发部位的皮肤有无红肿。如局部皮肤有广泛红肿，边界不清，中央区颜色暗红，表皮下有积液，有漂浮感，即可确定诊断。皮肤稍有红肿应与尿布性皮疹、硬肿症和丹毒鉴别。注意全身症状，有无发烧，局部有无皮下积液及漂浮感。

## （四）治　疗

应早期诊断，早期及时治疗是降低该病病死率的关键。全身应用支持疗法，少量多次输血浆、白蛋白增加病儿机体抵抗力。病儿进食不佳应给静脉营养，20% 脂肪乳 2~3g/kg·d，氨基酸及维生素等。注意血生化检查，合理应用抗生素。当皮肤出现暗红及有漂浮感时，应立即做多个放射状小切口，以暗红处为中心切开引流。每个切口长 0.5~1.0cm，距离 1.5~2cm。边切边填塞油纱布条，以免出血过多。引流切口应达坏死边界处，若皮下组织坏死脱落应一并取。注意一定要保证刀口之间皮肤的血运。术后应及时换药，24h以后拔除填塞油纱布。换药时如见病变仍在向外扩散，再做补充切开引流。

### （五）预 防

做好产房和新生儿室的消毒工作。加强居民卫生和新生儿护理宣传。注意新生儿应用尿布，穿衣要软并及时更换。

## 四、颈部淋巴结炎

### （一）病 因

颈部淋巴结炎在婴幼儿极为常见。婴幼儿淋巴组织丰富，而淋巴结发育还不成熟，结缔组织少，淋巴小叶分隔不清，淋巴滤泡还未形成，被膜也较薄，因此轻微的感染就容易导致淋巴结化脓或炎症扩散。

急性淋巴结炎多数由于局部的急性感染经过淋巴管而到相应的淋巴结，如扁桃腺炎、龋齿可引起颌下淋巴结炎；门齿及舌下感染，可引起颏下淋巴结炎；外耳道炎可引起耳前后淋巴结炎；头皮的感染可引起枕后或耳后淋巴结炎；全身性感染性疾病，如脓毒血症，会引起全身淋巴结肿大。其病原菌以金黄色葡萄球菌和溶血性链球菌多见。

慢性淋巴结炎是由于慢性病灶未能去除，上呼吸道的反复感染，或继于急性感染之后引起的，其致病菌以链球菌多见。

### （二）临床表现

典型的淋巴结炎多见于 2~3 岁的小儿。病变处淋巴结突然增大，有压痛，能活动。数日内，周围组织稍有肿胀，皮肤红硬，以后中心部逐渐软化，而有波动。经用抗生素治疗后，1~2 周内自行溃破或切开引流自愈。有的可始终保持局限性硬结，转为慢性淋巴结炎。婴儿可引起颈部蜂窝织炎，使红肿范围扩大，而病变的淋巴结不易触清。全身中毒反应严重时，出现高烧、呼吸困难、惊厥和昏迷等症状。化验检查有白细胞增高。

病情变化常因年龄、致病菌、机体抵抗力和部位而异。婴儿期的淋巴结炎易于扩散，或导致败血症；链球菌的咽部感染，除病变显著外，不易蔓延为颌下蜂窝织炎；颈深部淋巴结炎，可向咽侧壁发展为咽侧壁或后壁脓肿，影响吞咽及呼吸；颏下淋巴结炎可蔓延为口底蜂窝织炎及喉炎，出现呼吸困难。有些抵抗力低下的病儿，全身中毒症状出现早而重，局部的红肿并不明显，经穿刺却可抽出脓液。

慢性非特异性淋巴结炎，多发生在较大的儿童。平时局部有黄豆或蚕豆大的单个或多个淋巴结，能活动，质稍硬而无压痛。发作时，其中的某个或数个淋巴结可突然肿大，疼痛，周围组织也红肿发硬。此种变化可延续 2~3 周，很少化脓破溃。当急性发作时，随局部反应的加重也有全身反应，如发热等。但这些局部或全身的急性症状，可在数日内消退，而肿大的淋巴结及周围皮肤的红肿尚需持续数周，少数也可在短期内化脓破溃。常也可用慢性病灶的反复感染而反复发作。

### （三）诊　断

根据临床症状易于诊断，但尚需与某些疾病鉴别，以免误诊。如甲状舌管囊肿继发感染应与颏下淋巴结炎鉴别。前者不仅有先天性病史，位于颈正中线，且可随吞咽伸舌而上下活动。腮腺囊肿感染与颌下淋巴结炎鉴别，是靠先天性病史，位于胸锁乳突肌的前沿。耳下区淋巴结炎与腮腺炎鉴别，腮腺炎对颊部腮腺导管开口处黏膜肿胀，腮腺处有压痛。结核性淋巴结炎和慢性淋巴结炎鉴别较为困难。主要靠病史，化验检查及局部穿刺涂片检查。

### （四）治　疗

急性淋巴结炎治疗，早期给予有效抗生素，局部应用莫匹罗星、大黄粉或热敷、理疗等。脓肿已形成者可切开引流。

### 五、结核性淋巴结炎

结核性淋巴结炎是小儿外科门诊常见病，近几年来有所下降。大部分为卡介苗接种后出现的结核性淋巴结肿大，不属于淋巴结炎。小儿结核性淋巴结炎属于原发感染，常与身体其他部位的结核同时存在。可发生在任何年龄，但较大的儿童多见。可以发生在任何部位，常见颈部、颌下及腋窝。其病原菌为结核杆菌。

### （一）病　理

结核性感染随不同年龄小儿的机体反应不同，而有不同的变化。较大儿童中见到的结核性淋巴结炎与成人的病理一样。主要是淋巴结肿大，淋巴细胞浸润及郎罕氏巨细胞存在，中心呈干酪样坏死，形成寒性脓肿，甚至波及皮肤而溃破，形成结核性窦道，不易愈合。年龄越小，结核感染的变化越是渗出多，因此淋巴结内积脓较快，皮下形成寒性脓肿也较早。婴儿机体对结核感染的反应力差，易发生粟粒性结核，很难在某一器官中局限为慢性炎症。因此，婴儿结核性淋巴结炎很少见。

### （二）临床表现

较大儿童典型的临床表现为无痛性淋巴结肿大，大小不等，数目多少不定。早期肿大的淋巴结表面光滑，质地较硬，失去弹性，无压痛，活动性良好。出现淋巴结周围炎时，有软组织肿胀，界限不清，伴有压痛，淋巴结可互相粘连，或与皮肤粘连而不能活动。有时肿大的淋巴结迅速增大，因发生坏死、液化，形成寒性脓肿，中心部可变软或出现波动，皮肤表面为紫红色。寒性脓肿破溃流出黄色脓液及干酪样物，部分病儿可因引流通畅而治愈，有的形成慢性窦道，久治不愈，最后形成不规则瘢痕，有时引起结核性皮炎。继发化脓性感染时，局部呈红、肿、热、痛的急性炎症表现。

一般全身性反应不重，长期而严重的病例可伴有长期低热及慢性中毒症状，全身情况多不佳，发育营养均差，有微热、盗汗、贫血、消瘦、无力等。血沉可加快，伴继发感染时白细胞数增高。一般结核菌素试验呈阳性。脓液涂片或培养有结核杆菌生长。有时胸部 X 线检查可发现结核病灶。

### （三）诊断与鉴别诊断

一般根据有结核病接触史，身体其他部位有结核存在，局部症状及结核菌素试验阳性等。再经过淋巴结穿刺找到结核病变和结核菌，则可肯定诊断。

常应与以下疾病相鉴别。

1. 慢性非特异性淋巴结炎

常有上呼吸道反复感染，或继发于急性感染后的病史，发病较急。局部症状明显，白细胞增高。

2. 卡介苗反应性淋巴结炎

常发生于接种后 3~6 个月。易发生在接种侧的腋下淋巴结肿大。少发生在锁骨上淋巴结。无全身症状，一般不需治疗。

3. 霍奇金病

其范围广，发展快，颈、胸及腹部淋巴结易波及，可出现吞咽困难、呼吸困难及腹水等压迫症状，但无发炎、化脓或钙化。血液中淋巴细胞减少，未成熟粒细胞及嗜酸性粒细胞都可增多，活组织检查确诊。

4. 淋巴肉瘤

发病险恶，很快出现音哑、呼吸困难或胸痛、胸腔积液等压迫症状，活组织检查确诊。

## （四）治　疗

早期发现和治疗，预后较佳。联合应用足量的抗结核药，一般以链霉素和异烟肼，或对氨柳酸、利福平联合应用效果较好。总疗程应根据病情的严重程度而定，但持续用药不可少于 1 年半。局部已形成寒性脓肿时，可穿刺抽脓后注入链霉素 0.25~0.5g 溶于 1~2mL 盐水，每周 1~2 次。

# 第二章 小儿外科手术

## 第一节 小儿手术时机的选择

由于近年来小儿麻醉的进步,医疗设备和先进技术的提高,小儿手术可以在任何年龄,甚至是在出生后几小时内可施行。

**小儿外科非急症手术的适宜年龄归纳**

（1）毛细血管瘤：不需手术,观察半年到1年后不自愈者,可同位素放疗。

（2）海绵状及蔓状血管畸形：根据血管瘤大小、生长速度、生长部位而定。

（3）淋巴管瘤：根据生长部位,是否影响正常功能,单腔、多囊或蔓状而定。

（4）唇裂：3个月。

（5）腭裂：2~3岁。

（6）脑膜膨出：新生儿期,有破裂者应急症手术,鼻根部者2岁以后手术。

（7）脊膜膨出：新生儿期（无并发症）,分娩时破裂者,应立即手术。

（8）甲状腺舌管囊肿或瘘：1岁以上,局部无感染时。

（9）颈腮源性囊肿或瘘：1岁以上,局部无感染时。

（10）脐膨出：生后立即入院,悬吊保守治疗。

（11）脐疝：2岁以上,也有自愈可能。

（12）腹股沟斜疝：6个月后。有嵌顿时,立即手术。

（13）先天性膈疝：确诊后早期手术,食管裂孔疝、胸骨后疝症状不明显时,1岁以后。

（14）胆道闭锁：1~2月。

（15）胆总管囊肿：确诊后手术。

（16）先天性肥厚性幽门狭窄：确诊后手术。

（17）先天性肠旋转不良：有症状立即手术,无症状者不需手术。

（18）先天性巨结肠：根据临床症状及分型可早期手术。

（19）肛门直肠畸形：生后立即手术，有瘘管能维持排便者可延期手术。

（20）骶尾部畸胎瘤：新生儿期，破裂者立即手术。

（21）包茎：5~8 岁。

（22）隐睾：2 岁以内。

（23）鞘膜积液：2~3 岁。

（24）尿道下裂：2~5 岁。

（25）尿道上裂：4~5 岁。

（26）膀胱外翻：1 岁以后。

（27）卵黄管瘘：新生儿期。

（28）先天性肌性斜颈：1 岁，1 岁以内非手术治疗。

（29）先天性髋脱位：生后即治疗，2 岁半以内保守治疗复位固定，效果不佳者可手术。

（30）先天性马蹄内翻足：生后 1 岁 6 个月，18 个月内非手术治疗，手法矫正，石膏靴。

（31）多指（趾）畸形：6 个月 ~1 岁。

（32）软组织型并指：1~2 岁。

（33）骨型并指：1~2 岁。

（34）先天性羊膜束带：6 个月 ~1 岁。

（35）脊髓灰质炎后遗症：5 岁以上，软组织手术。

（36）大脑性瘫痪：5 岁以上，注意术后功能锻炼。

# 第二节　手术后并发症及其处理

## 一、术后休克

在较大的手术后，特别是新生儿较为常见。首先应检查切口有无渗血，有无内出血。术中失血补足后，应根据休克的原因进行处理，给予输血、补液、吸氧及其他抗休克措施，最重要的术后应严密观察，早期发现，早期处理。

## 二、术后腹胀

腹部手术或其他复杂的手术后常常发生腹胀。由于长时间腹胀，使膈肌上升，影响呼吸造成乏氧；也可以影响心血管系统，增加心脏的负担；同时还会影响腹部切口的愈合，促使切口裂开。

## 三、肺并发症

小儿的呼吸道感染率比成人高，其后果也较严重，往往是术后死亡的主要原因。新生儿和早产儿术后发生吸入性肺炎的机会较多，有时诊断很困难，甚至在 X 光片上也很难肯定。因此，只要临床上有轻度呼吸困难、鼻翼扇动、口唇发绀、口吐白沫、应立即按肺炎进行积极治疗，给予抗生素治疗，中枢兴奋剂和吸氧等。术后加强对病儿护理，如注意体温，防止呕吐时误吸，经常变换体位，清洁口腔，以及适当的保护性隔离等。

小儿心脏容量小，肾功能不完善，如输血及输液过多过快，均可引起肺水肿或心力衰竭。术中静脉置管输血输液机会较多，要特别注意输入速度。一般补充时宁可稍有不足，也勿过量。

## 四、切口感染

切口感染是手术后最常见的并发症。小儿手术后切口感染率明显较成人高。引起切口感染的因素是多方面的。

（1）切口感染与手术前病儿的全身情况有关。

（2）切口感染与切口种类有关。

因此，术后应加强护理，妥善保护切口，一旦发现敷料被污染或滑脱，应及时更换切口敷料也很重要。术后 3~4d 体温突然增高，应检查切口，如有红肿，考虑感染时须将缝线拆除 1~2 针，并放置引流。

## 五、切口裂开

切口裂开、内脏脱出是小儿，特别是新生儿腹部手术后常见的严重并发症，病死率仍然很高。因此，采取预防切口裂开的措施，主要应针对营养不良、腹胀、感染和手术技术等是十分必要的。

营养不良、贫血、低蛋白血症等，直接影响切口的愈合。因此，对术前贫血，低蛋白血症的选择性手术病儿，应输入全血或血浆，使血红蛋白达到 9g 以上，血浆总蛋白在 6g 以上再进行手术。对紧急手术也应采取一定的措施，如纠正水、电解质平衡失调，给予足量多种维生素，改善营养情况等。

防止腹胀，特别是防止突然腹压增高。由于手术的创伤和炎症的刺激，腹部手术后都有不同程度的暂时性肠麻痹。腹部膨胀后切口承受较大的压力，致使腹膜、筋膜等组织被缝线割断撕裂。特别注意病儿的哭闹烦躁等症状要及时处理。因此，对腹腔手术后病儿除积极进行胃肠减压，减轻腹胀外，常规用腹带保护腹部，以减轻切口承受的压力，尽快使病儿排气及排便。

感染是切口裂开的一个重要因素。术后腹腔内感染所致的切口裂开更为严重。因此，术中应严格遵守无菌原则及操作规程；尽量避免做胃肠减压术，彻底清洁腹腔；必要时放置腹腔引流管持续腹腔引流。并给有效的抗感染药物。

采取一些技术措施对预防切口裂开也很重要。一般腹部横切口或斜切口不易发生切口裂开。对新生儿和婴儿采用腹直肌切口时，切开皮肤及皮下组织后，将腹直肌拉向内侧或外侧，腹直肌下切开腹直肌后鞘及腹膜。有的腹部皮肤皮下横切口，腹直肌内侧或外侧纵切口，腹部斜行切口刀口也不易裂开。当然术中必须操作细致、轻柔，彻底止血；钳夹结扎时尽量减少组织损伤。当然满意的麻醉效果是非常重要的。

# 第三章 头颈部疾病

## 第一节 脑脊膜膨出

脑脊膜膨出是胚胎时期神经管闭合过程中发育障碍引起的颅裂或脊椎裂，使脑脊膜从裂隙中膨出形成囊性肿物，是常见先天性神经系统发育畸形。可致肢体瘫痪、大小便失禁、脑积水、痴呆或合并其他四肢畸形。

### 一、病因与分类

本病的病因尚不清楚，致病因素可能与 X 射线、化学毒物、激素、缺氧、压迫子宫、ABO 血型不合、遗传等有关。

根据病理将本病分为四型。

（1）隐性颅裂或脊椎裂。

临床无明显症状，多在颅骨或脊椎 X 光检查时偶然发现。

（2）脑脊膜膨出。

神经管闭合完全，脑组织或脊髓位置正常，脊膜从颅裂或脊柱裂处膨出如囊肿，囊内有脑脊液，囊外有正常皮肤覆盖，或表面皮肤变薄，触诊有紧张感，多位于腰骶部正中线。

（3）脑组织或脊髓膨出。

（4）脊髓外翻。

### 二、临床表现

颅裂脑膜膨出时，膨出在生后几个月内逐渐长大，面部畸形起来越明显，膨出体积较大者，皮肤常有红肿，并发感染时，引起化脓性脑膜炎而死亡，膨出的脑组织表现萎缩、坏死。脑膜和脑膨出，常合并脑发育不全、脑性瘫痪、脑积水、脊柱裂、腭裂、颅小畸形、耳郭畸形等。

### 三、辅助检查

（1）X线检查。

（2）磁共振检查。

（3）直肠肛管侧压及膀胱尿道侧压，为判定病儿尿、便失禁的厚度和术后恢复情况提供客观指标。

（4）CT扫描。

用适宜的骨窗，可确定颅骨或脊椎缺损的部位并可与皮下血肿、脓肿、血管瘤、上皮囊肿、脂肪瘤等鉴别。

### 四、诊　断

根据典型的临床表现及体征，结合必要的辅助检查，一般诊断并不困难，但应注意病儿是否有其他并发症及神经系统症状，如有下肢主动活动情况及大小便失禁等。

### 五、治　疗

诊断明确后，应及早手术治疗。

手术方法：俯卧位，采用以囊颈部为中心的梭形切口，尽量保留足够的基底部正常皮肤、紧贴囊肿表面进行分离，达到深筋膜及骨缺损边缘边止。在松解神经时，严格经蛛网膜表面进行，操作要避免牵拉。解剖囊颈时，应注意保护后根神经，根动脉或血管网，最好在显微镜下操作。确切止血后，做两侧椎旁筋膜瓣膜翻转重叠覆盖在骨缺损处，在缝合皮肤有张力时，游离皮下予以缝合。

术后预防颅内高压，当有颅内压增高的临床表现时应给予20%甘露醇5mL/kg，如不见好转伴抽搐、昏迷时，应在严格无菌消毒下行前囟门侧脑室穿刺。放液减压，必要时置管留置固定，定时开放，观察头围变化。

### 六、预　后

手术效果与病儿年龄和畸形类型关系密切，早期手术有助于神经症状的恢复。单纯脊膜膨出预后良好，而脊髓脊膜膨出，特别是脂肪瘤者，疗效较差，神经症状恢复情况如下（见表3-3-1）。

表3-3-1　脊膜膨出术后神经症状恢复情况

| 神经症状 | 例数 | 痊愈 | 好转 | 不佳 | 优良率（%） |
|---|---|---|---|---|---|
| 大便失禁 | 18 | 13 | 2 | 4 | 28.94 |
| 尿失禁 | 21 | 11 | 6 | 4 | 80.98 |
| 脑积水 | 10 | 8 | 1 | 1 | 90.00 |
| 下肢瘫痪 | 16 | 4 | 2 | 10 | 37.00 |

# 第二节　先天性脑积水

先天性脑积水多见于新生儿及1岁以内的婴儿，故又称婴儿脑积水。是由各种原因导致脑脊液在脑室系统内过多积聚常伴有脑室系统扩大，头颅增大，颅内压增高等临床表现，据国内统计发病率为0.5%。

## 一、病因与分类

先天性脑积水发病原因较多，一般可分为先天性发育畸形及非发育性两大类。

### （一）先天性发育畸形

常见中脑导水管狭窄；小脑扁桃体、延髓及第四脑室疝入椎管；或第四脑室出口的先天性闭塞等引起循环受阻脑脊液积聚，导致脑积水。

### （二）非发育性病因

最常见于颅内炎症；新生儿缺氧性脑病有颅内出血；脑膜炎继发颅内粘连，颅内肿瘤等引起的脑脊液循环受阻。其次是各种原因引起的脑脊液分泌过多，脑脊液吸收障碍而引发脑积水。

脑积水分类方法较多，我们临床工作中，最常见按脑积水的发生机制分为两类：

1.梗阻性脑积水

指各种原因引起的脑脊液循环通路阻塞、回流障碍，脑脊液积聚引发的脑积水。

**2. 交通性脑积水**

指各种原因所致脑脊液分泌过多或脑脊液吸收障碍引起的脑积水，较梗阻性脑积水少见。

其他分类方法有：按颅内压高低分为高压性脑积水和正常压力下脑积水；按脑积水发生速度分为急性和慢性脑积水；按脑积水的部位分为内脑积水和外脑积水。

## 二、临床表现

### （一）梗阻性脑积水

（1）出生时：头颅大小明显大于正常儿，在生后数周或数月开始，呈进行性头围增大，与全身发育不成比例，同时伴有头下垂、前囟门扩大、张力增高、毛发稀少、颅缝裂开、前额突出、眼球下沉至眼睑下方呈落日现象、头颅叩诊有破壶音，晚期可出现精神不振、易激惹、抽搐、眼颤、共济失调，严重可出现生长停滞、智力下降、痉挛性脑瘫、去脑强直、痴呆等。

（2）婴儿期：头颅增大虽十分明显，但呕吐等颅内增高症状因随颅缝开大而不明显，常有尖声哭叫，吸吮困难。

（3）儿童期：因骨缝已闭，头颅增大不及婴儿期明显，但颅内压增高明显，头痛、恶心、呕吐等。

### （二）交通性脑积水

多以智力改变为主，呈进行性加重，最终发展为痴呆。

## 三、辅助检查

### （一）头围测量

正常新生儿头围周径为 33~35cm，当头围明显超出其正常范围或头围生长速度过快时，应高度怀疑本病。

### （二）头颅平片

可见头颅增大，颅面大小不相称，颅骨变薄，颅缝分离，前囟后囟扩大或延迟闭合等。

### （三）CT 扫描及 MRI

CT 扫描特别是 MRI 检查有助于脑积水的病因诊断；脑室造影或脑池造影 CT，常能明确诊断是否有梗阻性脑积水。

## 四、诊断与鉴别诊断

根据生后头围增大，呈进行性加重，与全身发育不成比例，同时伴有颅内高压表现，结合 CT 或 MRI 可以明确诊断，早期脑积水头围测量有一定参考意义。

先天性脑积水应与下列疾病相鉴别：

（1）巨脑症，头颅增大，但无脑积水症、无颅内压增高表现，CT 或 MRI 可明确诊断。

（2）婴儿硬膜下血肿，视神经盘水肿、前囟饱满，有外伤史，伤后逐渐表现为颅内压增高表现，CT 扫描可明确诊断。

## 五、治　疗

先天性脑积水要求早期治疗。

### （一）治疗的目的

减少脑室异常扩张，降低对大脑皮质的压迫，恢复儿童皮质的正常发育，减少智能障碍。当脑积水长期压迫脑皮质严重萎缩时，即使脑积水治愈，但仍残留智能发育障碍。

### （二）手术方法目前可分成三类

1.病因治疗

解除造成脑积水的病因，如枕大孔先天性畸形作颅后窝及上颈椎椎板切除减压手术，占位病变切除术等。

2.减少脑脊液形成，侧脑室脉络切除术和电烙术。

3.分流手术

包括侧脑室小脑延髓分流术，侧脑室胸腔分流术，侧脑室膀胱分流术，脑室心房分流术，脑室矢状窦分流术。

此外还有药物治疗，用于暂时减少脑脊液分泌或增加机体水分排出，但疗效不确定，不宜长期应用。

## 六、脑积水分流术后并发症

（1）分流管阻塞，造成引流障碍，临床症状再加重。

（2）硬膜下血肿积液。

脑积水由于迅速引流使硬脑膜与脑表面间静脉断裂，而形成血肿及脑室内脑脊液治引流管周围间隙流到硬膜下腔所致。

（3）脑室内缺血，为分流管损伤所致。

（4）腔静脉血栓形成。

此为脑室—心房分流常见而严重的并发症，常引起腔静脉阻碍及肺栓塞而致死亡。

（5）感染。

为常见的并发症，是术后死亡的常见原因，致病菌以白色葡萄球菌，金黄色葡萄球菌最常见。

## 七、预　后

作者认为脑积水治疗时，皮层的厚度在 2cm 以上，术后智能多可恢复到正常水平，厚度在 0.5cm 以下，术后智能多不能恢复。

# 第三节　颅骨骨折

## 一、诊断要点

（1）有头部外伤史或产伤史，询问暴力性质及方式。

（2）检查头皮软组织有无伤痕、血肿及裂口。幼儿乒乓球骨折有明显凹陷。

（3）颅底骨折可出现眼眶周围瘀斑，耳道、鼻引流出含有脑脊液性液。后颅凹骨折可出现枕部或乳突部淤血斑及小脑症状。

（4）幼儿骨缝未闭，骨缝间纤维组织可因外伤变形而发生断裂致颅骨分离，又称哆开性骨折，实际并非颅骨骨折，可沿骨缝触到间隙压痛。

（5）X 线检查：能了解骨折类型，证实诊断。但颅底骨折不一定显示出骨折线。

## 二、治　疗

（1）线形骨折，一般不需特殊处理。幼儿骨缝分离如无错位可按闭合性脑损伤原则治疗，但应注意观察颅内出血或脑损伤症状。

（2）粉碎骨折，多为较大儿童。大的骨折应予复位，游离小碎骨片应清除。

（3）颅底骨折。

应按开放性骨折治疗，头高位 15° 或 30°，卧床严禁擤鼻或用力咳嗽。有脑脊液漏者，勿堵塞鼻孔或耳道。一般不做腰椎穿刺，必要时应少放脑脊液。使用抗生素预防感染。如有颅神经损害予以维生素 $B_1$、穴位等治疗。

（4）开放骨折，应急救、包扎、控制休克，进行手术治疗，使用抗生素。

（5）凹陷骨折。

凹陷极浅（不到 1cm），或患儿一般情况不允许者外，均争取早做复位。因小儿脑发育相对较快，如不复位可造成局部脑组织受压，影响脑发育，并可形成癫痫病变。在凹入边缘钻孔，伸入骨膜起子，撬起复位即可。

# 第四节　脑损伤

## 一、诊断要点

### （一）脑震荡

伤后出现暂时性意识障碍，轻者仅神志恍惚，重者可意识丧失。小儿常见伤后暂时发昏及喊叫激惹现象，以后渐清醒。此时可出现轻度休克、缓脉、面色苍白、躁动不安或恶心呕吐，然后又嗜睡数小时，或过夜后清醒而无后遗症状。较大儿童伤后可有短暂的逆行遗忘，头晕、头痛等症状。神经系统检查正常，仅为中枢神经一时性机能障碍，而无器质性损害征象。

### （二）脑挫裂伤

有脑器质性损害。挫伤分裂伤仅为病变程度之不同。伤后可出现意识障碍、嗜睡甚至昏迷。若无脑水肿及脑受压，瞳孔及血压无大变化。严重者可出现单瘫、偏瘫、病理反射或呼吸、循环功能紊乱。脑脊液可为血性，有时出现局限性或全身性癫痫发作。腰椎穿刺检查脑脊液压力增高。

### （三）脑干损伤

临床系指中脑、脑桥及延脑因外伤所造成的原发性或继发性损害。轻者可有短暂的意识障碍，重者可立即发生昏迷。瞳孔散大或两侧大小不等。损伤在脑干下段者呈急性或亚急性呼吸循环衰竭。去大脑强直是脑干损伤的重要体征之一。

## 二、治　疗

### （一）脑震荡

（1）卧床休息数日。

（2）伴有休克者，先治疗休克。

（3）对症治疗：予以镇静剂（如溴剂、巴比妥类）、穴位等治疗。

### （二）脑挫裂伤及脑干损伤

1. 急救

应分秒必争。在尽量短的时间内完成必要的检查，注意有无其他合并损伤，找出危及生命的主要环节进行抢救。

（1）如有休克，应首先处理。

（2）保持呼吸道畅通，以免因缺氧加重脑损害。侧卧，或使头转身一侧，以防呕吐物误吸。必要时给予氧气吸入或行气管切开。

（3）确定有无急症手术的指征。需要时立即做好准备，如剃发、配血等。

（4）如有头皮裂伤应消毒后无菌包扎。

2. 一般处理

（1）密切观察病情变化，注意神志、瞳孔变化，肢体活动等，每小时测血压、脉搏、呼吸一次，详细记录。注意有无急性脑受压症状出现。

（2）收缩压在 80~100mmHg 者，应取 15°~30° 头高卧床，躁动不安者予以镇静剂。勤翻身防止发生压疮，必要时放置留尿管。

（3）昏迷者禁食，病情稳定后鼻饲，注意营养及维生素的补充。严格控制输液量，防止脑水肿加重，注意电解质平衡。

（4）使用抗生素预防感染，凡属开放损伤均应及早注射破伤风抗菌毒血清 1500U。

3. 药物治疗

（1）镇静剂：禁用吗啡。

（2）止血药：使用维生素 K、卡巴克洛、仙鹤草素等。也可用 6- 氨基己酸 1~2g 加于 10% 葡萄糖 50~100mL 内静滴。或对羧基苄胺 0.1g 加于 10% 葡萄糖溶液 50~100mL 内静滴。

（3）呼吸循环兴奋剂：安钠咖、尼可刹米、山梗菜碱注射液等。

（4）升压药：去甲基肾上腺素等。

（5）激素：可减轻脑水肿。一般用氢化可的松 1~2mg/kg·次，静脉点滴，每日 2~3 次。

（6）细胞色素 C：为细胞呼吸激活剂，可促进脑细胞恢复（用前应先做皮试）。

（7）脑活素 5mL 静脉点滴每日 1 次。

4. 冬眠疗法

可降低脑细胞代谢，增加对缺氧的耐力，有颅骨血肿者禁忌。诱导剂量；氯丙嗪、异丙嗪、哌替啶各 1mg/kg，加于 10% 葡萄糖溶液 100mL 内静滴，于 0.5h 至 1h 内滴完。维持量：24h 内维持量为各 4mg/kg，缓慢静滴维持。入眠后物理降温至 34~35℃。

5. 脱水疗法

20% 甘露醇 1~2g/（kg·次）静推，每隔 4h 给药一次或 8h 用药一次。

6. 腰椎穿刺

有诊断和治疗意义。放出血性脑脊液可减轻头痛，有颅内血肿及颅压增高者禁忌。

# 第五节　急性扁桃体炎

本病系腭扁桃体的急性非特异性炎症。亦称咽峡炎，指狭义的咽峡炎。中医称"乳蛾"或"喉蛾"。急性扁桃体炎为小儿极常见的疾病，主要致病菌为溶血性链球菌，其他细菌和病毒也可引起。在疲劳、受冷、受湿等时易发。常属急性传染病，如流感、麻疹、猩红热等临床症状的一部分。1 岁以下发病甚少。

## 一、诊断依据

### （一）临床表现

起病较急，恶寒、高热，体温可达 39~40℃，头痛、食欲不振、疲乏无力、四肢腰背酸痛。幼儿可有昏睡、抽搐或呕吐。

咽痛明显，吞咽时加重。可反射性耳部疼痛。

### （二）体　征

面色潮红，不愿说话或畏做吞咽动作，有口臭。

咽部急性充血，以扁桃体及腭弓最为明显。

扁桃体肿大：①卡他型。扁桃体肿大及充血均轻，黏膜完整，无明显渗出物。②隐窝型。扁桃体充血明显，不一定肿大，隐窝口有黄白色渗出物，可连成一片，形成假膜，但不超出扁桃体范围，易擦去。③滤泡型。扁桃体重度红肿，黏膜下可见黄白色点状突起，是淋巴滤泡化脓表现，此型常与隐窝型同时发生。

### （三）辅助检查

白细胞总数增加，中性白细胞中度增高。

## 二、治疗指南

1. 全身用药

体温高可口服 APC；如持续高热，可输液，加用氢化可的松或地塞米松。抗生素应用，多选用青霉素 40 万 U，2 次 /d，肌肉注射。

2. 局部用药

复方硼砂溶液或 1 : 5000 呋喃西林溶液，含漱 3 次 /d。

3. 如反复发作内科治疗无效，可手术摘除

手术摘除指征如下：

（1）反复发生扁桃体炎，连续 2~3 年。

（2）曾患扁桃体周围炎。

（3）扁桃体过于肥大，3 岁左右。

（4）扁桃体良、恶性肿瘤。

（5）扁桃体炎引起邻近组织疾病。

（6）同时患有其他器官全身性器质性病变。

（7）不明原因的低热。

4. 单方

牛膝根捣烂服一小杯，不愈再服。

荆芥、薄荷叶、桔梗、山豆根各 6g，煎服。

朴硝 6g、冰片 0.5g，研末吹入喉中。

# 第六节　慢性扁桃体炎

## 一、概　述

幼儿扁桃体参与机体的免疫功能，反复感染可形成病灶，并发肾炎、风湿热、过敏性紫癜、银屑病等症。目前手术切除仍不失为一种有效的治疗方法，但应严格掌握指征与时机，无特殊情况手术年龄定在 4 岁以上。

## 二、病　因

（1）感染：有病毒、细菌等，以乙型溶血性链球菌多见，其他有甲链、葡萄球菌等。

（2）急性扁桃体炎治疗不充分造成反复发作。

（3）机体抵抗力降低，免疫力反应减弱。

（4）受外界抗原作用和影响生发中心迅速增多即扁桃体增生过度。

## 三、诊　断

详细询问分析病史，临床表现分为三型。

### （一）单纯型

易患上呼吸道感染，病史一年以上，每年急性发作 4 次以上，每次发作有高热、咽疼、腭扁桃体充血或有脓性分泌和附着。体征为前柱充血（或瘢痕），隐窝蓄脓栓或瘢痕，颌下淋巴结呈慢性肿大。

### （二）肥大型

自幼或反复扁桃体炎后张口呼吸、夜寝鼾声，辗转反侧及阻塞性呼吸暂停、大汗等。体征为腭扁桃体肥大，两侧腺体相抵并阻塞口咽部，或腺样体可扪及肥大，硬腭高拱，"腺样体"面容。

### （三）病灶型

全身各脏器疾患的发作与恶化与扁桃体炎发作有明显关系者。如肾炎、肾病、风湿热、哮喘、低热、关节痛、小儿先天性心脏病、迁延性败血性心内膜炎、扁桃体脑综合征，或再障、血小板减少性紫癜，过敏性紫癜等。此外还有中耳炎、鼻窦炎、银屑病、扁桃体周围脓肿等。

### 四、手术适应证及方法

（1）凡属上述三型 4 岁以上患者均为手术适应证。

（2）扁桃体、腺样体极肥大者，可在 2 岁以上手术。

（3）学龄前儿童一般采用全麻下刮除腺样体。

（4）学龄儿童可在表麻 + 局麻下施行扁桃体摘除。

（5）相对手术禁忌证如血液病，中、轻度心脏并发症等，但可在纠正治疗后处于稳定期再行手术。

（6）术前血常规检查、凝血象、出凝血时间、血小板计数。

# 第七节　先天性食管闭锁

### 一、诊断要点

（1）凡新生儿有阵发性发绀，口咽部不断有分泌物存留或吐泡沫时，应想到本病的可能。

（2）初次喂奶之后，上述症状加剧，出现严重发绀及呛咳，以致窒息，吸引之后可暂时好转，但不久又恶化。多合并吸入性肺炎或肺不张。

（3）与气管有交通者，出现不同程度的腹胀；无气管瘘者腹部平坦。

（4）疑有本病时，由鼻孔或口内插入8号导尿管，如进入受阻或折回即可证实有梗阻。

（5）注意有无合并其他先天畸形，如肛门直肠畸形、先天性心脏病等。

### 二、辅助诊断

（1）碘油造影：由导管注入碘油0.5~1mL，即可显示闭锁平面之高度，并能鉴别先天性食管闭锁或狭窄。观察气管内是否出造影剂，有助于判断畸形类型。造影后应将碘油吸出，不可使用钡剂。

（2）胸腹平片可了解胃内是否有气，有无肺炎。如肠管内有气体影像，示有气管瘘存在。

### 三、鉴别诊断

应与先天性心脏病、肺炎、颅内出血等疾患鉴别。

### 四、治　疗

（1）食管上端盲端在第二胸椎水平以下，估计吻合后张力不大者，一般情况许可时，应急取一期完成气管食管瘘修补及食管吻合术。

（2）食管上端盲端高于第二胸椎水平，不能完成一期吻合时，应切断并修补气管食管瘘，行上端食管盲端颈部食管造瘘术及胃造瘘术，日后再行食管重建术。

食管吻合及气管食管瘘切断修补术可进胸腔或背部胸膜外入路完成。经胸腔入路暴露良好，失血量少，手术时间短，但一旦发生吻合口瘘对患儿生命威胁很大。经背部胸膜外入路需切除第2~5肋骨，脊椎横突，失血量大，手术时间长，暴露不好，但如发生吻合口瘘后危险较大。以经胸手术较为实用。

如食管吻合较紧，上端食管短，可作浆肌层切开延长。

# 第四章　胸腹部疾病

## 第一节　鸡　胸

鸡胸是胸骨向前方凸起的一种畸形。按照胸骨和肋骨解剖关系畸形范围，分为两型：

Ⅰ型凸胸　胸骨两侧肋软骨呈深凹陷状，胸骨整体向前隆起，剑突指向背部，胸骨的纵切面为直线状或弓形，多在剑突附着部凸起最明显，第4~8肋软骨或与其相接的肋骨前端亦向内弯曲。

Ⅱ型凸胸　胸骨柄、胸骨体上部及上部肋软骨向前方突出，自胸骨体中部到下部向后凹陷，又自胸骨体下部连同剑突向前方，胸骨的纵断面大致呈"Z"字形，在胸骨凹陷部的肋软骨亦向内倾斜凹陷，颇似漏斗状，故此型亦称漏斗胸的亚型。

### 一、发生率

鸡胸的发生率较漏斗胸少，以男孩多见，男：女为3：1。

### 二、病　因

与遗传因素有关，约1/4伴有家族史。先天性肋软骨过度生长，指使胸骨的中央部向前方突起，同时与肋软骨接合部发生弯曲下凹，膈肌各部位发育异常，剑突上的膈肌牵引力以及胸壁的异常肌肉及剑突之间的异常肌束的牵拉等可能是造成胸骨前凸的原因。

### 三、临床表现

鸡胸多在学龄期之后才注意到，发生心肺受压症状者较少。严重者出现症状。由于胸骨两侧深沟状凹陷，严重影响肺叶扩张，是造成肺内感染和支气管扩张的原因；若胸骨体前凸，两侧肋骨和肋软骨延长内陷，造成胸腔体积缩小，产生心脏或肺压迫症状，严重者有心肺功能不全的临床表现，易出现疲劳，反复上呼吸道感染、支气管喘息症等。另外值得重视的是由于胸壁的异常形态，容易造成儿童心理障碍。

### 四、诊 断

根据其特殊的体征，诊断并不困难。为进一步确诊了解病情，应行心、肺功能检测。X 线检查可进一步了解心、肺胸壁之间的关系。症状减轻但病儿心理影响较明显者，应予以充分的评价。

### 五、治 疗

鸡胸患儿多数症状轻微，若对心理无明显影响，常可加强扩胸锻炼，多可好转或自愈。有症状或美容需要者，多需手术矫治。手术矫正的方法是切开两侧肋软骨膜，切除一段畸形的软骨，重塑胸廓。有学者采用胸骨压迫器治疗鸡胸，该方法是根据胸骨前凸的情况佩戴合适的器具，然后调节微调螺旋杆，使胸骨前凸畸形消失，取得一定疗效。

# 第二节 漏斗胸

漏斗胸又称为胸骨凹陷畸形，是常见的胸骨畸形。1977 年 Ravitch 报告出生活婴的发生率为 1/400~1/300，男性较女性多见，男女比例为 4 ∶ 1。其特征是从胸骨柄开始向下向背侧倾斜，胸骨连同肋骨向内向后凹陷，呈舟状或漏斗状，胸骨体剑突交界处凹陷最深，有时两侧不对称，胸骨向右旋转。

### 一、病 因

漏斗胸可单独存在，此类型多见。其病因有如下几种学说。

（1）膈肌中心腱缩短。

虽然该学说能直观地解释漏斗胸的形成，但手术中并未发现缩短的中心腱，影像学结果也不支持，与临床表现也不符合，所以该学说的支持者很快减少。

（2）呼吸道梗阻。

（3）部分前方膈肌肌肉纤维化。

（4）骨及肋软骨发育障碍。

（5）结缔组织异常。

（6）漏斗胸有一定的遗传因素。

## 二、临床表现

由于漏斗胸畸形自出生后逐渐加重，所以在婴儿期可不甚明显。幼小儿自觉症状少，稍大儿童才可能出现呼吸和循环系统的障碍，但畸形较轻者，可无明显症状。多数婴幼儿漏斗胸是无症状的。

呼吸系统的影响是肺活量的减少、残气量增多，反复出现呼吸道感染的症状，尤其是活动时气喘。循环系统的障碍是呼吸困难、脉频、心悸等症状。体征是胸廓畸形，伴有颈前屈，轻度驼背，腹部突出。

特别值得重视的是年长儿由于胸廓畸形而产生的心理障碍，变得性格内向，严重者病儿精神忧郁而导致精神失常。

## 三、诊　断

本症通过外观检查即可诊断。即胸骨肋骨凹陷、腹部前凸、颈肩前倾、驼背、年长儿可有脊柱侧弯。但需对漏斗胸的程度、心肺功能和患儿心理精神状态做出全面评价。

### （一）漏斗胸的程度

（1）漏斗胸的容积：病儿仰卧位，用注入漏斗部位的水量来表示。

（2）漏斗胸指数：FI=（a b c/A.B.C）a：凹陷的纵径。b：凹陷的横径。c：凹陷的深度。A：胸骨的长度。B：胸廓的横径。C：胸骨角至椎体的最短距离。FI＞0.3 为重度。FI＜0.2 为轻度。FI：0.2~0.3 为中度。

（3）胸脊间隙：胸骨与脊柱的距离 $L$。$L＞7cm$ 为轻度，$L=5~7cm$ 为中度，$L＜5cm$ 为重度。

### （二）胸部摄片

正位片示肋骨平直，前肋向前下方急剧倾斜下降；侧位片显示胸骨下端明显向后凹陷；脊柱有侧弯，心影向左移位，膈肌位置正常。

## （三）肺功能

用力呼气量和最大通气量明显减少。但是小儿不能很好地配合此项检查。

## （四）EKG

提示心脏移位。

## （五）CT

更准确地了解畸形的程度。对术前及术后畸形改善情况能清晰显示，并可判断手术效果。

# 四、治　疗

## （一）手术适应证

美容及心理需要，胸部外形不正常，患儿有消极自卑心理，一般应在学龄前予以纠正。

有呼吸功能不全、活动受限和反复呼吸道感染者。

漏斗胸合并其他心脏畸形，可同时矫正。

手术时间，1~2 岁有明显畸形者，即可手术矫正。最佳手术年龄为 2~5 岁，此时畸形局限在肋软骨，肋骨受累较小，且尚未形成继发性脊柱侧弯。

手术治疗的指征，一般为：FI $>$ 0.25；漏斗胸凹陷深度 $>$ 2cm；或置水容量 20mL以上。

## （二）手术治疗的目的

矫正畸形，预防畸形所致的心理障碍。

矫正畸形纠正已有的症状或预防症状的发展。

## （三）治疗方法

漏斗胸的治疗方法较多，过去使用的胸骨翻转法因损伤过大已不被大多数儿外科医师所采用。目前，国际上被多数学者采用的是 Ravitch 手术，近年来随着技术设备的不断改进，漏斗胸的手术治疗更趋向于微创手术，其中典型的代表是 Nuss 手术。

1. Ravitch 手术

1949 年由 Ravitch 报告，取前胸纵形切口（男）或横形切口（女），切开皮肤和皮下后，胸骨前中线切开深达骨膜，两侧胸大肌向外侧翻转，以暴露全部肋骨，腹直肌及肋弓处腹肌切断并转移，术后再修复原形；行肋软骨切除，保留骨膜，完整修复缝合骨膜；胸骨后钝性推开两侧壁层胸膜，第二、三肋软骨无畸形时予以斜行切开；胸骨截骨，修剪胸骨，年长儿或 Marfan 氏综合征者，常须在胸骨下置 Kirschner 针；纵隔胸骨后置引流管。这样使胸骨及前胸壁上举抬高纠正畸形。该手术的优点是：效果可靠，一般矫形效果满意。缺点是：手术创伤较大，皮肤切口较长；手术后有气胸、血胸、感染、支架断针、术后前胸不平整、复发等并发症。

2. Nuss 手术

是微创治疗漏斗胸的方法之一。1998 年由 Donald Nuss 首先报告。是不切除也不切断肋软骨，通过植入强力金属棒来支撑凹陷的胸壁达到矫形的目的。该手术要点是：术前根据患儿胸廓选择恰当弧度的金属棒，术前两天应用抗生素，全麻肌松下手术。两侧胸壁切口，选择好肋间隙，进入 30cm 长的 Kelly 弯钳，通过胸骨后至对侧，并适当扩大隧道，经导引带导入 1.5cm 宽 2cm 厚的金属棒，此时金属棒的弧度凹面向前，待调整好位置，注意考虑到胸骨的压力，适当再调整金属棒于矫枉过正位。应用持握器将金属棒翻转 180°，使其凸面向前，从而将凹陷的胸骨支撑到达前胸满意的位置。必要时用同样的方法放置第二金属棒。牢固固定金属棒的两端，如果不稳定，可增加 2~4cm 的横行棒连接固定两根金属棒。手术后终末正压通气，消除气胸，逐层缝合切口，术后确定无气胸，手术后应用镇静剂以防脱棒。逐渐活动，两年后全麻下取出金属棒。Nuss 手术报告以来，有许多作者报告了应用该手术治疗漏斗胸的经验，其适应证和禁忌证尚需进一步探讨，据报告对称性或合并扁平胸的漏斗胸应用 Nuss 手术效果较好。手术后脱棒、复发、气胸、并发症均有报告。与传统 Ravitch 手术效果的比较，尚需更多的临床验证。

# 第三节　食管裂孔疝

食管裂孔疝是一种先天性发育异常。主要病理为膈食管裂孔扩大，环绕食管的膈肌却薄弱，致使腹段食管、贲门和胃底随腹内压增高经宽大的裂孔而进入纵隔，从而导致不同的临床症状。

## 一、病因与病理

本病并不少见，随检测技术的提高，使本病的确诊率逐年上升。由于先天遗传和环境因素，使食管周围韧带、组织结构的弹性减退，左右膈肌角肌纤维发育障碍，失去正常的钳夹作用。食管和胃小弯的纵轴所成的夹角称之 His 角，正常呈 30°~50° 锐角。此角的形成是由于胃肌层表面有一层强壮的悬带，又称胃悬带，它从胃小弯远端沿胃小弯上升到贲门，在贲门前分裂包绕贲门的前后面，在胃底和贲门间的贲门切迹处会合。

临床上根据食管裂孔开的不同程度及食管胃疝入胸腔的多少，分为滑动性疝、食管旁疝和混合性疝。

滑动性食管裂孔疝是指膈食管韧带、膈肌角、胃悬带发育不良变得松弛，食管裂孔开大，腹腔食管、贲门和胃底当卧位时或腹内压增加时，依次疝入膈上。当腹内压降低或胃空虚直立时，食管贲门位置正常。His 角变钝，腹腔内食管变短，食管下端括约肌失去括约功能等原因，多伴有胃食管返流（GER）。食管黏膜受胃酸刺激，可产生食管黏膜的充血炎症反应，甚至发生溃疡出血；严重者形成食管炎及周围炎，最终使食管纤维化，导致瘢痕性狭窄。有时返流物进入气管造成误吸，反复出现呼吸道感染，新生儿甚至造成窒息死亡。

食管旁疝是指胃大弯与部分胃体沿贲门及幽门长轴方向突向食管后方，以达膈上，形成胃经食管裂孔的疝。因贲门位于膈下，His 角不变，腹腔段食管保持一定的长度，因此没有胃食管返流现象。

食管裂孔明显开大，贲门、胃底可在食管裂孔上下滑动，同时，胃底疝入胸腔，并可发生胃扭转达胸腔，临床上称之为巨大疝。

## 二、临床表现

部分小型的滑动性疝可无临床症状。但因多发生在婴幼儿，临床表现多样化，儿科医生应重视本症。

1. 呕吐

呕吐是最常见的症状，占 80%~90% 以上，可发生在生后 1 周。常以平卧和夜间为重，有时轻微呈现溢奶状，严重者呈喷射状，可为胃内容物，可伴有胆汁，甚至出现呕血。

2. 呕血、便血

呕吐严重者除呕吐咖啡样物外还出现呕血，便柏油样和黑便。可导致贫血、生长发育受影响。

3. 咳嗽、气喘等呼吸道感染症状

由于 GER 往往造成误吸，结果反复出现上呼吸道感染症状。可反复发作不能治愈。

4. 吞咽困难、滑动性疝食管炎

炎症已侵及肌层，使食管下端纤维化，结果造成短食管，贲门胃底疝入胸腔，且出现食管狭窄。

5. 食管旁疝

由于胃排空不良造成潴留性胃炎、溃疡、出血。胃扭转过久发生嵌顿，出现梗阻症状，胸骨后疼痛、胸闷、呼吸急促以至严重胃坏死的症状。

6. 食管裂孔疝反复有症状者

多表现为营养状况差，贫血貌，甚至下腹部腹膜炎表现。

## 三、诊 断

在了解食管裂孔疝的病因病理及临床表现后，凡有频繁呕吐并影响生长发育的病儿都应想到本症。进一步确定诊断需做以下辅助检查。

1. X 线检查

X 线检查是主要的手段。该检查可全面了解食管和胃的形状、位置，食管裂孔大小、胃蠕动改变等。

2. 胃镜

对其食管和胃的病理改变及轻重有重要意义。可直接观察食管黏膜的外观、充血、水肿、糜烂、出血、狭窄等。还能观察贲门胃的情况。

3. 99m-Tc 核素扫描

可确定食管裂孔疝的类型，还可以准确地判断 GER 的程度。

4. 24 小时 pH 值动态监测

对判定 GER 及是否有碱性返流，对术式的选择及预后判断有十分重要意义。

5. 食管测压

是诊断食管裂孔疝合并 GER 的一个客观指标。

## 四、治　疗

婴幼儿滑动性食管裂孔疝可随患儿的生长发育好转,故可采用保守治疗:应保持立位、稠厚饮食。

对非手术治疗无效的滑动性疝或其他类型的应采用手术治疗。

对术前经检测无 GER 者可单纯行裂孔修补术。对存在 GER 者应同时行抗返流手术。常用的手术术式有 Nissen、Belsey、Hills。

应用腹腔镜手术治疗食管裂孔疝伴有或不伴有 GER 已有了成熟经验,已取得满意的效果。

# 第四节　脐　疝

## 一、概　述

脐部筋膜闭锁不全,内脏由缺损处脱出而形成脐疝。疝囊颈部即为白线的筋膜环所构成,疝囊外被皮肤及腹膜,其间有一层结缔组织。常见于早产儿及脐带脱落过晚之新生儿。女孩多见。

## 二、诊断要点

(1)脐部膨出软性肿块,患儿站立,哭闹或腹压增加时肿块增大,平卧或安静后可消失。

(2)内脏还纳之后可触及脐部缺损并有明显之冲击感。

(3)查体时应注意有无腹直肌分离现象。

## 三、治　疗

疝内容物多为大网膜或小肠,一般与疝囊无粘连,极易复位,很少发生嵌顿。随着小儿腹肌发育,疝环常能逐渐缩小而闭合,因此大部分小儿即便不予治疗也能在 1~2 年内自行痊愈。胶布粘贴法则可加速脐环的闭合过程。

（1）胶布粘贴法，以 4cm 宽之胶布两条，其中之一开有小孔，将另一胶布一端剪窄使能通过小孔，皮肤涂以安息香酊后，将胶布放妥黏牢，然后交叉收紧，使脐部陷下，缺损缘相接触，以利愈合。如无皮肤糜烂，约两周更换一次直至愈合，治疗期间应同时治疗咳嗽，便秘等疾患。

（2）两岁以上或不足两岁缺损较大者，以及非手术治疗失败者应手术治疗。

### 四、手术要点

（1）在疝环部上方或下方作弧形切口（如有腹直肌分离切口应在上缘）剥开皮下组织达疝囊颈部。

（2）切开疝囊，将多余腹膜切除后连续缝合之。

（3）以粗丝线将两侧筋膜缘间断重叠缝合。

（4）缝合皮下组织及皮肤。

术毕加压包扎，防止渗液。

# 第五节　先天性胆道闭锁

胆道闭锁并不是一种少见的疾病，其发病率在亚洲地区较高，约 10000 个新生儿中有 1~2 例，女婴较男婴发病率为高，女：男为 3：2。是危及病儿生命的严重疾病，20 世纪 50 年代前病死率很高。近年来，国内外对本病的病因、病理进行了深入的研究，对过去认为"不能手术型"的病儿开展葛西肝门空肠吻合术以来，疗效明显提高。早期手术病儿日渐增多，是提高疗效的关键之一。目前，对胆道闭锁的治疗首选肝门空肠吻合术。对胆道闭锁的治疗，应强调早期诊断，早期治疗。术后配合中药消炎利胆治疗。

欧美许多学者认为，胆道闭锁是肝脏进行性不可逆性疾病，肝门部肝肠吻合术难以达到治愈，应积极采取肝移植。由于肝移植的手术技术及抗排斥方面的不断改善，胆道闭锁行肝移植的术后成活率不断提高。对于行葛西肝门部肝肠吻合术后胆汁引流不畅，或术后黄疸再发引起进行性肝硬化、保守治疗无效者，可采用肝移植术。

## 一、病　因

目前，该病病因仍不清楚，有先天性胆道发育不良、病毒感染、胰胆管合流异常、胆汁酸代谢障碍等学说。

### （一）先天性发育异常

本病以往多认为是一种先天性胆管发育异常。胆道系统是由前肠发育而来，其发育过程与十二指肠相同，在胚胎早期，肝外胆道已形成，以后由于正常胆管内上皮细胞增生形成实体，继之出现空泡，空泡互相融合使胆道再次形成管腔，如发育异常即可形成胆道闭锁。

### （二）感染因素

病原学研究提示胆道闭锁病儿中发现有呼吸道 3 型病毒（Rec-3）、EB 病毒、巨细胞病毒。因此有人建议将此病称为"婴儿阻塞性胆管病"。

## 二、病　理

### （一）病理分型

肝外胆管的形态及闭锁部位不同因而依形态分型较复杂。葛西分类法将胆道闭锁分为三个基本型：Ⅰ型为胆总管闭锁、Ⅱ型为肝管闭锁、Ⅲ型为肝门部肝管闭锁。Ⅰ型和Ⅱ型为可能吻合型（10%~15%）、Ⅲ型为所谓不可能吻合的肝门闭锁型（85%~90%）。并根据胆总管远端的形态和肝管的形态分为各种亚型，特别对肝门部胆管的形态分为 6 型：①肝管扩张型。②微小胆管型；③肝门部表现为含胆泥沙样的小囊，并与肝内胆管有肉眼可见的连接。④索状肝管型，肝门部肝管为结缔组织所取代。⑤块状结缔组织肝管型，为块状结缔组织与胆总管相连，肝管分支不清楚。⑥肝管缺如型。对胆总管远端的形态分为四亚型：①胆总管开放。②胆总管索状闭锁。③胆总管缺如。④特殊型。

### （二）病理组织学改变

肝脏病变与病期成正比，晚期病例肝脏外观显著肿大，质地硬韧呈灰暗色，切面为暗绿色，随着月龄的增长，肝脏硬度逐渐增加，肝脏体积增大 1~2 倍，表面呈结节状，浆膜下小静脉发生网状怒张，在生后 2~3 个月后多可出现胆汁淤积性肝硬化，生后 5~6

个月后，多数小叶间胆管破坏消失，新生胆管明显减少，在门脉区几乎见不到胆管。肝脏主要是汇管区面积增大、汇管区内胆管增生和纤维组织严重增生，肝内胆小管增生，管内多见血栓、肝细胞及毛细胆管内瘀胆。

病理组织学上发现，肝细胞线粒体的琥珀脱氢酶（SDH）及三磷酸腺苷酶与胆道闭锁肝脏及胆管系统的组织变化有关，胆道闭锁根治术时，肝脏胆汁淤积，SDH 活性明显降低，肝肠吻合术后，胆汁排出良好时，SDH 活性趋于正常。在肝小叶边缘的纤维上皮及肝细胞内均能见到 ATPase。这些变化较临床检测 GOT、GPT 及血清胆红素含量，更有力地反映了肝细胞破坏及其恢复重建的程度。胆道闭锁肝脏病理改变的特点是小叶间胆管增生，且肝内增殖胆管的细胞膜及细胞质亦均有改变。胆道闭锁电子显微镜的观察研究指出，由于电镜与光镜所观察的视野不同，对超微结构的了解能解释光镜所不能解释的现象。如在电镜中所观察到的高密度物质 EDM，可以明确胆汁淤积疾病时，肝细胞内 EDM 增高，与新生儿肝炎比较有显著性差异，而当行肝门部肝肠吻合术后胆汁引流良好时，肝细胞内即未发现 EDM 物质，因此如在术前行肝穿活检及术后关闭造瘘时再次行肝脏活检，同时行光镜和电镜的对比观察，对诊断、术式选择及预后评定有重要的实用价值。

### 三、实验室检查

（1）血常规。胆道闭锁病儿血常规检查一般无明显变化，有时有轻度贫血。

（2）血清胆红素测定。

（3）肝功能测定。

（4）尿胆素、尿胆原测定。

（5）血清 5－核苷酸酶测定。

（6）血清胆酸测定。

（7）血清甲胎蛋白（A-FP）测定。

（8）血浆低密度脂蛋白（LP-X）试验。

（9）红细胞过氧化氢溶血酶试验。

### 五、辅助检查

（1）B 型超声检查。

（2）十二指肠引流液中胆红素测定。

（3）肝胆核素动态检查。

（4）肝脏穿刺检查。

（5）经皮肝穿胆管造影（PTC）。

（6）腹腔镜检查。

（7）经纤维内镜逆行性胰管、胆管造影检查（ERCP）。

## 六、治　疗

胆道闭锁胆道重建是唯一的治疗方法，凡确定诊断或未能排除本病均应及早行手术治疗。

手术前准备非常必要，但准备时间不宜过长，一般应在 3~5d 内完成。为预防术后逆行性胆管炎，术前 3d 口服或经静脉滴入广谱抗生素。胆道闭锁病儿，肝、肾功能均有不同程度受损，维生素代谢障碍、凝血机制异常等，应补给葡萄糖、维生素 B、C、K，术前如有贫血、低蛋白血症时，及时输全血、血浆或白蛋白，争取血红蛋白在 10g/L 及血浆白蛋白 3.0g/L 以上时手术为宜。

术式选择及手术步骤：在气管插管麻醉下进行，采取右上腹横切口，开腹后首先探查肝脏、脾脏的大小及其硬度，探查胆道、肝十二指肠韧带及肝门部。如术中发现肝外胆道无异常，说明黄疸为胆汁黏稠、阻塞胆管引起，应行胆道冲洗，如发现胆道梗阻系因肿物或肿大的淋巴结压迫所致，可将肿大的淋巴结摘除。如发现为胆道闭锁，可按病理分型选择术式。①胆总管或肝管闭锁的 KasaiI 型和Ⅱ型者，行胆总管（肝管）十二指肠吻合术或胆总管（肝管）空肠 RouX-Y 吻合术。②胆总管闭锁、胆囊管、胆囊及肝总管发育正常时，应行胆囊十二指肠吻合术。③肝门部肝管闭锁的 Kasai Ⅲ型，应采用肝门空肠 RouX-Y 吻合术，肝门部微细胆管最大直径在 200μm 以上者，术后胆汁排出率较高，而直径在 200μm 以下者，胆汁排出率则低。④胆道闭锁 Kasai Ⅲ型的 a 型，即胆囊管、胆总管相通，只肝门部胆管闭锁时，应采用肝门部肝胆囊吻合术，亦可行肝内胆管、空肠吻合术。⑤晚期病例以及肝内胆管闭锁者，应行肝移植或部分肝移植手术。

肝门部空肠吻合：多数采用肝门空肠 RouX-Y 吻合术，将空肠距 Trize 韧带 15~20cm 处切断，远端关闭，远端空肠端经横结肠系膜提至肝门部，将肠管切开后与肝门部结缔组织块的切缘用可吸收的 3~4 个 0 的缝合线行结节缝合或连续缝合。并将空肠与空肠作端侧吻合，空肠胆支一般为 35~40cm 左右，亦可加用防返流瓣，完成肝门空肠 RouX-Y

吻合术。

肝门部肝肠吻合术，并非黏膜对黏膜的缝合，肝门部胆管极其细微，为了术后及时观察有无胆汁排出，以及预防逆行性胆管炎，人们对 Kasai 的原始手术方法做了不少的改进，加用各种肠造瘘术，使术后胆汁引流到体外，以便观察胆汁排出的情况。常用的有以下几种造瘘术：肝门部肝空肠双 RouX-Y 吻合造瘘术（Kasai 法），肝门部肝空肠 RouX-Y 吻合、空肠胆支造瘘术（骏河Ⅱ法）及肝门部肝空肠吻合、空肠胆支造瘘术等。

目前，较多采用的是肝门部肝肠 RouX-Y 吻合空肠胆支造瘘术（骏河Ⅱ法）。其优点：①能防止肠内容物反流到肝门，防止逆行性胆管炎。②能观察术后胆汁引流情况。③对胆汁排出障碍的病儿，可经造瘘口置入内窥镜检查，清洗或钳夹肝门部的脓苔和瘢痕组织。④当患儿肝门部肝管梗阻而需要再次手术时，常因粘连造成手术困难，可通过近端瘘口置入导尿管，指引手术进路，直接进入肝门吻合口处，进行肝门瘢痕切除和肝门肝肠再吻合术，缩短手术时间，减少创伤。⑤能通过近端造瘘口向局部注入抗生素，预防和治疗胆管炎。该术式的缺点有二：①可致大量胆汁丢失，使病儿出现水、电解质紊乱，应及时将胆汁注入远端瘘口或消毒后口服。②造瘘后可形成较严重的肠粘连，增加日后肝移植的难度，因此对于是否在肝门部肝空肠 RouX-Y 吻合术后再加肠造瘘术尚有争议。

术后处理及术后并发症的防治是手术成功的关键。胆道闭锁手术的效果取决于手术年龄、病理类型、术式选择、术中正确剥离肝门部及严格的术后管理，特别是术后合理使用抗生素及利胆剂。故术后应常规应用广谱抗生素，并应根据胆汁细菌培养结果选用有效的抗生素，持续 2~4 周，以后改为口服抗生素。对于利胆剂的应用于术后即应开始，静脉给以脱氧胆酸（CDCA）、肾上腺皮质激素或前列腺素制剂（PGE2），可同时并用中药。

对于行肝门部肝空肠 RouX-Y 吻合，空肠胆支造瘘术的闭瘘应分期进行，术后 3 个月黄疸消退，无逆行性胆管炎即可将肝门部皮肤外瘘闭合，使胆汁不再引流于体外。

再手术：如术后 10~14d，黄疸仍不见消退、高热、空肠胆支造瘘口无胆汁排出，应考虑再次手术或创造条件准备肝移植术。

### 七、术后并发症

可分为近期并发症及远期并发症，近期并发症主要有：

### （一）急性肝功能衰竭

胆道闭锁病儿，尤其生后 3 个月以上手术的晚期病儿，术后常因肝功能损害严重，可出现肝性昏迷、腹水、消化道出血。防治的措施是严格掌握手术适应证，细致地解剖肝门部减少术中出血，术后注意保肝治疗及预防感染。

### （二）切口裂开

多发生在术后 5~7d 内，由于腹胀、哭闹不安、病儿营养状态不佳及切口感染所致，应及时缝合。

### （三）逆行性胆管炎

是术后常见的并发症，也是造成手术失败的重要原因之一。多数术后胆汁引流不畅的病例容易发生逆行性胆管炎，由于胆汁瘘细微，当发生胆管炎时，管壁因炎性肿胀，使胆汁引流阻塞。本病术后 40%~60% 并发胆管炎，术后一过性良好的胆汁引流，最后又失败的病例，约 80% 以上是逆行性胆管炎所致，逆行性胆管炎的致病菌多为需氧菌和厌氧菌混合感染，亦有报道真菌感染也是致病菌之一。国内采用中药有明显的消炎利胆作用。

晚期并发症主要是门静脉高压和肝硬化。报告门静脉高压症的发生率为 40%~60%，合并黄疸不退和逆行性胆管炎者其发生率更高。约 70% 在术后 5 年内发生，因此术后 2~3 年内建立长期观察的制度十分重要。

胆道闭锁术后门脉高压症的治疗，随着胆道闭锁术后长期存活病例的增加，自 20 世纪 70 年代以来，对门脉高压症的治疗主要以简便、安全、疗效佳的内窥镜下硬化疗法（EIS）及内窥镜下食管静脉结扎术（EVL）为主，而采用脾切除加分流术或脾切除加断流术者日渐减少。即使门脉高压伴脾功亢进时，也以考虑脾部分栓塞（PSE）为宜，如 PSE 后再次出血者，可考虑 EIS 并用。有报告术后反复出现胆管炎的晚期并发症除门静脉高压症、脾功亢进及肝硬化以外还有部分病儿出现肝内胆管扩张症，根据肝内胆管扩张的类型，采用肝门部再吻合或肝移植术。

胆道闭锁术后长期存活的病儿，营养维持亦不可忽视，易引起脂肪、脂溶性维生素缺乏，应定期检查适当补给。

肝移植治疗胆道闭锁在国外经历了 20 世纪 60 年代的试用阶段和应用阶段后，进入 20 世纪 80 年代后，由于新一代的免疫移植剂的相继问世，以及各项技术的提高，肝移植以前所未有的速度发展，并取得了鼓舞人心的成就。目前，即有人认为胆道闭锁行肝移植术是唯一的治疗方法。近年来，随着肝移植新术式的应用，抗排斥药物的不断更新，儿童肝移植一年存活率达到85%~90%。日本自1989年为胆道闭锁行肝移植成功以后，开辟了肝移植治疗胆道闭锁的新时代，日本京都大学免疫移植中心对197例胆道闭锁行肝移植，其中一次Kasai肝门部肝空肠吻合术后失败行肝移植的生存率为91.8%，二次Kasai手术后行肝移植的生存率为73.1%。近来一次Kasai手术失败再次手术的病例日益减少，胆道闭锁行肝移植的手术适应证为晚期病例及肝门部肝肠吻合术，术后失败的病例。大约1/3的胆道闭锁Kasai手术患儿可以长期存活，其余2/3仍需肝移植。活体肝移植自1989年7月澳大利亚医师成功开展以来，世界各地开展此手术总例数已逾千例，供肝由病儿的双亲提供，术后应用免疫抑制剂，很少出现抗排斥反应。

目前，对胆道闭锁的治疗方法，尽管有肝门肝肠吻合术和肝移植两种方法，肝移植有长足的进展，无论在我国还是在国外，仍是一种复杂、昂贵和病死率较高的治疗手段，应强调早期诊断早期行Kasai手术，当Kasai手术失败或就诊较晚的病例考虑肝移植，这样将会使胆道闭锁的疗效有更大的提高。

## 八、预　后

对胆道闭锁行Kasai肝门肝肠吻合术以来，目前亚洲各地已广泛开展此手术，如在生后60d以内手术，胆汁排出率可达90%以上，黄疸消退后的生存率达50%。有报告对肝门肝肠吻合术后20年以上存活病例进行随访观察，在获随访的30例中22例（73%）优良，日常生活正常，6例有各种并发症，2例较差。其中4例已婚女性，有2例各生1名婴儿。

# 第六节　先天性巨结肠

## 一、诊断要点

（1）突出症状是腹胀、便秘、呕吐。绝大多数在生后2d出现。生后1~2d后尚无胎便排出，或每日排出少量胎便，拖延1周之久始转为黄色粪便。腹胀严重者可吐胆汁样或粪便样物。腹部皮肤紧张而发亮。上述症状可自行缓解，过一段时间后又反复发作。

（2）肛门指诊轻缓进入时，常可感觉病变段肠管呈痉挛性狭窄，手指拔出时胎粪或气体随之而出。

（3）易并发细菌性或病毒肠炎，表现为发烧、腹泻、脱水、一般情况迅速恶化。

## 二、辅助检查

1. X 线检查

（1）直立前后位平片：低位肠梗阻征象，典型者可见扩张的降结肠，直肠内充气，表现为盆腔空白。

（2）钡剂灌肠 X 线：可见结肠、直肠扩张和痉挛交界处直径明显差别，部分新生儿病例，结肠代偿性扩张尚未形成，直径差异不显著，可 24h 后复查钡剂滞留情况，以助诊断。

2. 活体检查

对于腹胀明显，经盐水洗肠后仍不能缓解，须急症探查，行肠造瘘同时取直肠壁浆肌层活检。

3. 直肠黏膜组织化学测定法

吸吮或摘取直肠黏膜作组织化学测定，乙酰胆碱酯酶（AchE）组织化学主要表现为固有层以上出现深褐色增生的胆碱能神经纤维，酶活性增强，又称"阳性神经"，黏膜下层中见到粗大神经干，本法对新生儿巨结肠诊断正常率非常高。

## 三、鉴别诊断

1. 新生儿肠闭锁

生后无正常胎粪排出，盐水洗肠粪便量极少或仅为白色黏液样物。腹片可见闭锁之上多个大液平面。下腹空白充气。钡剂肠显示结肠细小（胎小型结肠）。

2. 新生儿腹膜炎

腹胀、呕吐、便少、发烧等症状，常能找到原发病因，如肺炎、脐炎、败血症，无胎便延迟史。

3. 特发性巨结肠

新生儿婴儿期排便完全正常，童年期才出现症状，间歇性便秘，X 线检查见痉挛狭窄段，自肛门以上全部结肠均扩大。

4. 器质性巨结肠

直肠内外肿块、炎性狭窄等。

5. 其他原因

呆小症患儿新生儿期可有便秘、腹胀。

大脑发育不良，大脑萎缩、小头畸形。

维生素 $B_1$ 缺乏可损坏肠壁神经节细胞，导致获得性巨结肠。

继发性巨结肠，肛门闭锁、狭窄，术后排便不畅，大便长期滞留而引起。

## 四、治 疗

1. 非手术治疗

（1）加强营养和护理。

（2）使用泻剂、开塞露、盐水灌肠等措施维持排便。

2. 肠造瘘术

（1）非手术治疗无效者。

（2）用于全身情况差，不能接受根治术者。

瘘口应作在痉挛段近端，肠壁神经组织正常部位，一般乙状结肠道瘘即可解决问题，又不影响根治术，造瘘同时切除肠壁组织做病理检查。

3. 巨结肠根据治术

一般情况好，于生后 1 月即可行根治术。优点：年龄愈小，病变愈局限，根治效果愈好。可免除日后发生巨结肠危象等严重并发症。

（1）术前准备：①清洁肠道。盐水洗肠，每日 1 次，共 1 周。②术前 5d 予口服抗生素及术前 2d 给维生素 K。③予高蛋白、高维生素、少渣饮食，输血及血浆，白蛋白等。④术前查生化常规、纠正电解质紊乱。⑤配血备用。

（2）手术要点：①放置导尿管。②左下腹旁正中切口，上至脐水平，下达耻骨上。③切开膀胱腹膜反折，显露并保护输尿管。④根据病变情况及血管分布，判断切除范围。一般切除之近端在结肠形态外观正常的部位即可，至少距痉挛段 16~20cm（新生儿可适当减少）。必要时应游离脾曲，原则是要有足够的切除，以免复发。⑤在直肠进入小骨盆以上约 2cm 处，相当于耻骨水平，横断直肠，内翻缝合封闭。⑥处理直肠上、乙状结肠动脉。必要时处理左结肠动、静脉，沿直肠后骶前间隙游离直达肛门。⑦术者转至会阴部，先行扩肛，在齿状线处切开肛门后半环，将肛管与括约肌分开，伸入直肠间隙。⑧将结肠近端由此拖出，注意应无张力，肠管不要扭转，系膜血管不要紧张或受压。⑨腹部手术组利用直肠残端缝线与拖出之结肠前壁固定 5~6 处，并修补盆底腹膜。⑩会阴部手术组将拖出之扩张段结肠切除，注意系膜缘应妥善止血。将结肠断端后半环以铬制肠线与齿状线部肛管后壁缝合固定。在腹部手术组的配合下将直肠残端自肛门翻出套入环钳之上叶中，下叶插入拖出之结肠，对合钳夹固定。

（3）术后处理：①胃肠减压直至恢复肠蠕动。②臀部抬高位，勿使环钳受压。手术第 3 日后应每日扣紧环钳，使钳夹物于术后第 5~7 日坏死脱落。③保持会阴部清洁，定时及大便后冲洗。

（4）术后并发症：①术后感染。可发生腹部切口感染、腹膜炎、盆内感染，严重者可发展为败血症。应重视术前肠道准备，术中注意无菌操作，必要时可放置骶部盆腔引流。②大便失禁。是因直肠后结肠拖出术损伤盆腔神经丛和部分肛门内括约肌所致，严重者可发生黏膜外翻。可在一定时间内观察，等待排便反射的建立。如黏膜外翻过后可加以修整。③吻合口破裂。为一严重并发症，可造成腹腔及盆腔内严重感染。手术中应保证肠管无张力，并将前壁固定于直肠残端上，环钳不应过早脱落。一旦发生吻合破裂，患儿情况危重，应先作结肠造瘘术，待情况好转后，再行彻底治疗。

# 第七节　小儿肠梗阻

## 一、概　述

肠道内容物不能顺利地在肠腔内通过时，称为肠梗阻。新生儿多由先天畸形引起；儿童多因肠粘连及蛔虫所致。

## 二、诊断要点

（1）阵发性腹痛或哭闹。呕吐，吐出胃、肠内容物。腹胀、便秘。新生儿肠梗阻以呕吐为主。常无正常胎便排出。

（2）急性病容，有脱水征，重者可休克。

（3）腹部体征：多有腹胀。有时可见肠型及蠕动波。如有血运障碍可出现腹膜刺激症状。听诊时可闻及高调或气过水声。麻痹性梗阻，肠鸣音消失。指肛检查常无粪便排出，有时可触及肿物，有直肠狭窄或上肠空虚感。

### 三、辅助诊断

1. 化验室检查

应测血常规、尿常规、尿酮体等。必要时包括 $CO_2$ 结合力、氯、钾、钠、非蛋白氮等，以了解脱水及电解质紊乱程度，并便于纠正。

2. X 线检查

（1）腹部立位平片，可见多数液平面。

（2）钡餐灌肠：肠回转不全，见回盲部位置异常；小肠闭锁，显示胎儿型结肠；巨结肠，可见结肠扩张及痉挛段等。

3. 钡餐上消化道检查

经以上方法仍不能确诊者做此项检查。婴儿可用胃管注入稀薄钡剂，检查完毕后立即抽出胃内残留之钡剂。

### 四、分　类

1. 机械性肠梗阻

（1）先天肠闭锁、肠狭窄。

（2）先天性肠回转不全。

（3）环状胰腺。

（4）肠重复畸形。

（5）先天性肛门闭锁。

（6）嵌顿疝（腹股沟斜疝、膈疝、内疝等）。

（7）美克耳氏憩室导致肠套叠、肠扭转粘连性梗阻。

（8）胎便性腹膜炎所致粘连性梗阻。

（9）胎便性肠梗阻。

2.后天性肠梗阻

（1）肠套叠。

（2）蛔虫性肠梗阻。

（3）粘连性肠梗阻（手术后、腹腔结核、腹膜炎等所致）。

（4）胃肠道肿瘤或胃肠道外肿瘤压迫所致。

（5）肠扭转。

（6）粪石、异物等。

3.动力性肠梗阻

（1）先天性：先天性巨结肠。

（2）后天性：①麻痹性肠梗阻，腹膜炎、严重感染、中毒缺钾等。②痉挛性肠梗阻，蛔虫、毒素等引起。

## 五、鉴别诊断

肠梗阻之诊断确立后，尚需确定梗阻部位、性质、原因等。

1.机械性与动力性肠梗阻的鉴别（表3-4-1）

完全性或部分性梗阻的鉴别：完全性梗阻，无排便的排气；仅少数在梗阻早期，可将梗阻部位以上积存少量粪全排出。部分性梗阻可仍有排气排便。

2.单纯性或绞窄性梗阻的鉴别

机械性梗阻仅有肠腔不通而无血运障碍，单纯性肠梗阻：若伴有血动障碍，为绞窄性肠梗阻（表3-4-2）。

## 六、治　疗

### （一）一般治疗

（1）禁食及有效的胃肠减压。

（2）输液纠正脱水及电解质紊乱。

（3）酌情使用抗生素。

### （二）非手术治疗

中药、穴位治疗适用于早期单纯性机械性肠梗阻及动力性肠梗阻。

1. 植物油（豆油、花生油、芝麻油、棉籽油等）疗法

经彻底胃肠减压后，胃管注入 40~60mL 植物油，夹管 4~6h。

表3-4-1　机械性与动力性肠梗阻鉴别

| | 机械性 | 动力性 |
|---|---|---|
| 病　因 | 肠道或肠外组织有器质性的病变，引起肠内容物不能通过 | 某些中毒、神经疾患、炎症等因素，使肠管肌肉痉挛或麻痹而失去蠕动能力 |
| 腹　痛 | 阵发性绞痛 | 钝痛或腹胀痛 |
| 呕吐及腹胀 | 高位梗阻呕吐出现早，腹胀轻；低位梗阻呕吐出现晚，腹胀重 | 肠胃道胀满所致之溢出性呕吐，腹胀明显 |
| 体　征 | 腹部有时可见 | 腹胀呈均匀性，无蠕动性，肠鸣音消失 |
| X 线立位腹平片 | 小肠扩张充气有液平面 | 小肠结肠均扩张有充气及液平面 |

表3-4-2　单纯性与绞窄性肠梗阻鉴别

| | 单纯性 | 绞窄性 |
|---|---|---|
| 腹痛 | 阵发性绞痛，有间歇性 | 早期为阵发性，晚期为持续性 |
| 体温 | 正常 | 升高 |
| 血便 | 无 | 部分病人可排出血便或血水样便 |
| 休克 | 无 | 可早期出现休克 |
| 体征 | 腹部压痛不明显，无腹膜刺激症状，无移动性浊音 | 腹部可扪及痛性肿块，后期出现肌紧张、压痛、反跳痛，并有移动性浊音 |
| 腹腔穿刺 | 阴性 | 有血性液抽出 |
| 白细胞 | 血容量充足时不高 | 升高 |
| X 线检查 | 肠管充气有液平面，空肠黏膜皱襞显著 | 显示有孤立的充气肠祥，呈圆形，或假性肿瘤阴影；空肠皱襞可消失 |

2. 中药

先做有效彻底的胃肠减压，然后注入药液。大承气汤：大黄 9g（后下），芒硝 18g，厚朴 15g，枳实 6g（6 岁量），水煎后由胃管注入，如呕吐剧烈可分次注入，夹管 4~6h。观察 6h 若无效，病情许可时，可重复使用。

3. 穴位治疗

取穴足三里、内庭、天枢、合谷、中脘等穴。呕吐加内关。

4. 新斯的明

0.1mL/ 岁 / 次，皮下注射。

5. 其他

如用空气灌肠复位治疗肠套叠；手法回纳法治疗嵌顿疝等。

### （三）手术治疗

1. 手术指征

（1）绞窄性肠梗阻。

（2）先天性畸形及肿瘤所致之肠梗阻。

（3）经非手术疗法来缓解，病情加重或伴有腹膜炎者。

2. 术前准备

（1）输液或输血，纠正电解质紊乱及脱水。如有休克，应使血压回升且稳定在 10.75kPa（80mmHg）以上，再进行手术。

（2）如有高烧，应予降温。

（3）应完成有效，彻底的胃肠减压，防止麻醉后呕吐误吸。

3. 手术原则

（1）手术应简单，迅速，以恢复肠管通畅为主。

（2）探查肠管时，应自一端开始，避免重复和不必要的操作，不要有遗漏。

（3）操作要轻柔，以免加重肠管损伤，并应注意无菌操作。

（4）根据术中所见，可选用以上方法：①粘连带切除术或粘连松解术。②肠切除吻合术。③肠吻合术（捷径吻合）。④结肠造瘘术（小肠造瘘术已很少采用）。

4. 术后处理

（1）继续胃肠减压致排气排便。

（2）使用抗生素。

（3）促进肠蠕动恢复：穴位治疗；服用理气中药；新斯的明皮下注射，药量同前。

# 第八节　小儿阑尾炎

## 一、急性阑尾炎

急性阑尾炎为小儿腹部外科学最常见的疾病。发病年龄以 6~12 岁多见，占 90%；3 岁以下少见，新生儿罕见。男孩发病略多于女孩。近年来由于医学技术进步，小儿急性阑尾炎的病死率明显下降，国内外病死率大都下降至 0.1% 以下。但婴幼儿诊断困难，穿孔率高，术后并发症多，国内文献报道病死率约为 2%。

### （一）小儿阑尾炎发病特点

1. 发病率低

小儿阑尾炎发病率较成人低，婴幼儿发病率更低。

2. 易穿孔

小儿抵抗力低。阑尾管壁较薄，如有炎症易穿孔。

3. 易并发腹膜炎

小儿大网膜发育不全，短薄，穿孔后炎症不宜局限，常致弥漫性腹膜炎。

4. 全身症状重

婴幼儿发病后全身中毒症状重。穿孔率高，术后并发症多。

5. 压痛部位变异大

小儿盲肠位置较高，相对游离，活动度大，而阑尾系膜又相对较长，因而压痛部位不一定均在麦氏点。

6. 误诊率高

小儿年龄越小，病史越不确切，症状亦不典型，检查又不合作，易误诊。

7. 特殊类型多

小儿异位阑尾炎发病率高，寄生虫性阑尾炎亦较成人多见。

## （二）病　因

阑尾炎的病因是多方面的。主要为阑尾腔梗阻、细菌感染和神经反射等因素相互作用、相互影响。

1. 阑尾腔梗阻

造成阑尾腔梗阻的原因有：①粪石、异物、寄生虫等。②阑尾壁淋巴滤泡增生，纤维结缔组织增厚或管腔瘢痕狭窄等。③阑尾位置异常造成曲折、扭转。以上因素使阑尾腔发生不全或完全梗阻，阑尾腔内压力增高，阑尾壁血运障碍，致继发细菌感染。

2. 细菌感染

阑尾腔内黏膜损害，可使肠道细菌侵入。细菌亦可通过血运及淋巴进入阑尾。急性阑尾炎的致病菌 60% 以上为需氧菌和厌氧菌的混合感染。需氧菌以大肠杆菌、链球菌、绿脓杆菌等多见；厌氧菌以类杆菌为主，其中以脆弱类杆菌多见。

3. 神经反射作用

胃肠道机能紊乱、神经调节功能失调使阑尾壁肌肉和血管发生反射性痉挛，造成阑尾腔梗阻和血液供应障碍，使阑尾黏膜受损，引起感染。

## （三）病　理

1. 单纯性阑尾炎

阑尾外观轻度肿胀，浆膜面充血，腔内可见黏膜充血水肿，重者可有浅表溃疡。镜检黏膜下层有多形核细胞浸润，炎症逐渐向肌层和浆膜层扩展。

2. 化脓性阑尾炎

镜检各层组织均有炎性细胞浸润，并可见壁间小脓肿，黏膜面有溃疡和坏死，阑尾腔内常有积脓。病情发展可发生穿孔。

3. 坏疽性阑尾炎

外观阑尾壁因坏死呈暗紫色，变粗，壁薄，失去光泽和弹性。腔内有暗红色脓液。镜检阑尾壁全层坏死，有大量炎性细胞浸润，极易穿孔。三种病理类型为阑尾炎进展的不同阶段，可有不同转化。单纯性阑尾炎如炎症消退可痊愈并遗留瘢痕，是阑尾炎复发的基础。化脓和坏疽性阑尾炎穿孔后可致弥漫性腹膜炎或阑尾周围脓肿，亦可在穿孔前阑尾即被大网膜或周围肠管粘连形成炎性包块。

**（四）临床表现**

小儿急性阑尾炎的主要症状与成人类似，但由于小儿年龄和临床各型阑尾炎病理表现不同，其症状、体征及体检方法等均存在差异。

1. 儿童阑尾炎

（1）症状：①腹痛。典型腹痛为脐周或上腹痛，数小时后转移至右下腹痛，即为转移性腹痛。腹痛性质多为持续性钝痛，可伴阵发性加剧。阑尾腔梗阻的病儿可有剧烈的阵发性绞痛。少数小儿腹痛一开始即位于右下腹。穿孔后形成弥漫性腹膜炎可致全腹痛。②胃肠道症状。腹痛发生后几小时内既有呕吐，一般次数不多，呕吐为胃内容物，晚期呕吐多见于阑尾穿孔腹膜炎或肠梗阻所致。部分病儿可有便秘，少数有腹泻。③发热。一般初为低热，不超过 38℃。大多为先腹痛后发热。如阑尾穿孔、腹膜炎或阑尾脓肿形成则可有高热。此外小儿还可有精神不振、嗜睡或厌食等症状。

（2）体征：①全身情况。早期可有低热。晚期阑尾穿孔可出现中毒症状，如高热，脉搏增快且弱等。如呕吐频繁可有脱水和酸中毒。②检查方法。检查腹部前要耐心接近病儿，取得信任与合作。疑为阑尾炎，应先检查左下腹，其次左上腹、右上腹，最后检查右下腹。检查时应先浅扣腹部，了解大概情况后再行深部扣诊，然后再行两侧腹肌比较，有无肌紧张及反跳痛等。并须多次重复检查，以明确部位。③腹部体征。早期表现为右下腹固定压痛，腹肌不紧张或轻度紧张，压痛点不一定均位于麦氏点，常随阑尾位置变异而改变。腹肌紧张程度也与炎症严重程度相平衡。如腹腔内炎性渗出多，则压痛范围响应扩大。如发展成弥漫性腹膜炎，可出现全腹压痛及肌紧张，但仍以右下腹压痛最明显，并可伴腹胀。叩诊可有移动性浊音。肠鸣音减弱或消失。如已形成阑尾脓肿，右下腹可扣及压痛性包块，不活动，早期边缘不清，晚期边界清楚。④其他体征。反跳痛（Blumberg征）阳性，说明有腹膜炎存在；结肠充气实验阳性则支持阑尾炎诊断；腰大肌试验阳性示阑尾可能为后位；闭孔肌试验阳性示阑尾位置低（盆位）。

2. 婴幼儿阑尾炎

婴幼儿阑尾炎易误诊。穿孔率高。

（1）症状：①腹痛。往往表现为哭闹不安。②胃肠道症状。发病早期出现呕吐，部分婴幼儿呕吐可出现于腹痛之前，初为反射性呕吐，后吐胆汁样物。穿孔后弥漫性腹膜炎时呕吐可频繁，并伴腹胀。婴幼儿出现腹泻较多见，可由于盆位阑尾或盆腔内渗液刺激直肠所致。③发热。发病早期即可有发热，有的为高热。50% 体温在 38.5℃以上，此外还有烦躁、倦怠、嗜睡、拒食等症状。

（2）体征：①全身情况。高热并伴中毒症状，精神不振、拒食、脉搏明显增快，部分病儿有脱水及酸中毒表现。②腹部检查方法及体征。婴幼儿腹壁肌肉薄弱，肌紧张不明显。扪诊应遵循"先不痛（区）后痛（区），先轻压后重压，两侧比较，反复多次"的原则。如阑尾已穿孔，腹胀如球形，有压痛及肌紧张，还可有移动性浊音、肠鸣音减弱等弥漫性腹膜炎体征。少数病儿可局限形成阑尾周围脓肿，右下腹扪及压痛性包块。直肠指诊对婴幼儿阑尾炎的诊断价值较大，同时可作双合诊检查，表现为直肠内右上触痛及触及炎性包块。有腹膜炎的病儿行右下腹部腹腔穿刺，如抽出脓性渗出液，经图片镜检可确诊。

3. 新生儿阑尾炎

本型罕见，国内仅有个案报道。由于诊断困难，穿孔率及病死率均高。临床表现以哭闹、拒奶、发热、呕吐为主。腹部体征有腹胀，全腹压痛。腹肌紧张较难体会。但新生儿腹膜炎可表现腹壁红肿，甚至水肿，叩诊鼓音，有移动性浊音，肠鸣音消失。腹腔穿刺可抽出炎性渗出液。部分病儿腹部平片膈下可见游离气体。有报道先天性巨结肠症可并发新生儿阑尾穿孔。亦有人认为新生儿阑尾炎乃坏死性小肠结肠炎在阑尾的一种表现。新生儿阑尾炎术前不宜确诊，往往以腹膜炎剖腹探查于术中证实。

### （五）辅助检查

1. 化验

白细胞计数增高，中性 85% 以上。尿粪常规一般正常。如阑尾邻近输尿管或膀胱，尿内可能有少量红、白细胞。

2. 腹部平片

对诊断帮助不大，缺乏特异性。约 10% 的病例可见到阑尾粪石影。新生儿阑尾炎部分病例可见膈下游离气体。腹部平片阴性，不能排除阑尾炎。

3. 钡灌肠检查

急性期做此检查有一定危险，可导致穿孔。目前，急性期已不做此项检查，仅用于慢性阑尾炎或慢性腹痛患者。

4.B 超检查

近年来通过高频加压超声显像诊断阑尾炎。此方法确诊率可达 90% 以上。B 超下正常阑尾不显像。B超诊断急性阑尾炎可出现假阴性。另外B超如发现肠系膜淋巴结肿大、输尿管结石或局限性肠炎等，而阑尾不显示，则可排除急性阑尾炎。B超为无损伤性检查，确诊率高。

5. CT

诊断早期阑尾炎帮助不大，CT结果正常并不能排除阑尾炎。CT可协助诊断阑尾周围脓肿，对疑难病例方可应用。

### （六）诊　断

根据典型病史，右下腹痛或有哭闹、发热、呕吐等症状，右下腹有固定压痛和肌紧张，白细胞增高等，可诊断为急性阑尾炎。婴幼儿病史不典型，检查不合作，部分病例诊断有困难时应留院严密观察，抗感染输液治疗。一般经数小时观察即可明确诊断。

### （七）鉴别诊断

1. 急性肠系膜淋巴结炎

临床上常与急性阑尾炎相混淆。肠系膜淋巴结炎多有上呼吸道感染史，发热可发生于腹痛前，有时可高热；腹痛呈不规则间歇性疼痛，多不剧烈，无转移性腹痛；很少呕吐；咽部检查有充血或扁桃体肿大；右下腹压痛范围广，位置偏高，并近中线，压痛可不固定，无腹肌紧张；少数可扪及肿大淋巴结。B超可协助诊断，经抗感染及数小时观察，病情可明显好转。如经观察治疗腹痛不见好转，又不能排除阑尾炎时，应手术探查。

2. 急性肠胃炎

有不洁饮食史，先发热，后腹痛，以呕吐、腹泻为主，腹痛时有排便感，排便后腹痛可暂缓解；检查腹部柔软，全腹无固定压痛，无肌紧张，肠鸣可亢进。大便化验有脓细胞。

3. 肺炎或胸膜炎

可有反射性右下腹痛，患儿有高热，鼻翼扇动，呼吸增快；肺部可听到湿性啰音或摩擦音，呼吸音减低，X线胸片可确诊。

4. 肠痉挛

由蛔虫或其他原因引起肠痉挛，可表现为阵发性脐周痛，腹痛部位不固定，全腹无压痛及肌紧张，不发热，白细胞不增高，腹痛短时间内可消失。

5. 过敏性紫癜

剧烈阵发性腹痛，可有呕血或便血，还有关节疼痛，肢体有出血性皮疹。腹部压痛不固定，无肌紧张。

6.急性坏死性肠炎

发病急，高热、腹痛、呕吐及有中毒症状，还有腹泻和血便；腹部检查全腹胀，压痛不固定；如有肠坏死，腹腔穿刺可抽出血性液。

7.梅克尔憩室炎

症状及体征与急性阑尾炎难以鉴别。如以往有便血史应考虑本病。术中如发现阑尾正常，应探查距回盲部100cm以内的回肠，以明确诊断。

8.卵巢囊肿蒂扭转

女孩突发腹痛，呈阵发性，并伴呕吐，右下腹有压痛，行腹部直肠双合诊可触到球形囊性包块，腹穿腹水为血性，B超可确诊。

9.原发性腹膜炎

发病急，高热伴腹痛、呕吐等，有全身中毒症状，全腹压痛及肌紧张；白细胞明显增高，与早期阑尾炎病史不符；腹腔穿刺可抽出渗出液，涂片发现革兰氏阳性球菌。

## （八）治 疗

1.一般手术

（1）手术适应证：①急性单纯性阑尾炎、化脓性阑尾炎及坏疽性阑尾炎。②阑尾穿孔并发局限或弥漫性腹膜炎。③复发性阑尾炎。④慢性阑尾炎急性发作。⑤寄生虫引起的急性阑尾炎。

（2）术前准备：禁食、输液，纠正脱水和电解质紊乱。如有腹膜炎应行胃肠减压。高热应降温至38.5℃以下。术前选用有效抗生素。

（3）手术处理原则：①切口选择。常用右下腹斜切口，亦可作麦氏点处横切口。如为弥漫性腹膜炎或诊断可疑者行右腹直肌切口。②寻找阑尾。一般将回肠推向内上方，找到盲肠，沿结肠带追踪可找到阑尾。亦可沿回肠末端向回盲部寻找，如仍未找到，则可切开侧腹膜，将盲肠向内侧翻转寻找。③切除阑尾。④腹腔探查。术中如发现阑尾外观正常或与临床诊断不符时，应切除阑尾后行腹腔全面探查。⑤冲洗及引流。如腹腔有渗液，应常规送培养。冲洗后原则上不需放置腹腔引流。

（4）术后处理：术后输液、抗感染，肠蠕动恢复后可进食。阑尾穿孔腹膜炎者术后取半坐位。如腹胀应行胃肠减压。有高热应降温。严密观察并发症，并给予及时处理。

2. 腹腔镜阑尾切除术

应用腹腔镜在小儿行阑尾切除术在国内早已展开，此术有优点也有缺点。

（1）优点：通过腹腔镜可减少阑尾误切率，全面探查腹腔方便。术后伤口瘢痕小，减轻术后疼痛，缩短住院时间，还可避免开腹手术可能引起的并发症。

（2）缺点：对操作不熟练者，腹腔镜手术时间长。术中可发生误伤大血管或内脏等严重并发症，须立即开腹处理。对阑尾穿孔合并腹膜炎且粘连严重者，行腹腔镜切除阑尾有一定困难。

3. 非手术疗法

（1）适应证：①急性单纯性阑尾炎，炎症较轻，而病人又有某些原因不同意行手术者。②阑尾周围脓肿已局限者。

（2）治疗：宜暂禁食，抗感染输液治疗。严密观察病情，如加重应及时手术。对阑尾周围脓肿病儿除用西药外，可加用中药阑尾解毒合剂。治疗中要观察包块变化，如包块增大，脓肿形成，可作B超或CT检查，根据脓肿部位，行定点穿刺置管引流或手术引流。阑尾炎保守治愈后复发率在20%左右，大多于1年内复发。故可待再次发病时立即手术，不一定行择期阑尾切除术。

### （九）术后并发症

1. 术后出血

（1）腹壁切口出血或血肿：术中暴露不清、止血不彻底、分离腹壁肌肉撕裂血管后未结扎止血，或电灼止血不完善等都可能导致术后出血。

（2）腹腔内出血：大多为阑尾系膜血管处理不当，如结扎线脱落出血，或术中系膜血管滑脱后盲目钳夹，未能彻底止血等。

（3）肠道出血：阑尾系膜处理不完善，内翻入盲肠的阑尾残端未结扎，或结扎线松脱，致阑尾残端出血，流入肠腔内。

术后腹壁伤口出血或腹腔内出血应再次手术止血。肠道出血一般经非手术治疗均可停止。防治措施为术中止血要彻底，结扎血管要牢靠，不能过松或过紧，有时须贯穿缝合结扎止血。

2. 切口感染

穿孔性阑尾炎切口感染率高。常见原因为：手术时不注意保护切口，被脓液污染；手术操作粗暴；切口止血不彻底，血肿感染；腹腔引流不当等。处理为拆除部分皮肤缝线，清除伤口内异物及缝线，充分引流。预防方法为注意无菌操作，术中防止切口污染，术后清洗切口，止血应彻底。此外近 10 年来北京儿童医院对右下腹斜切口（麦氏切口）采用不缝合腹膜，腹壁切口抽线缝合法，使切口感染率下降至 0.5%，亦消灭了腹壁切口慢性窦道。

3. 腹腔残余感染或脓肿

可分为肠间隙脓肿、膈下脓肿及盆腔脓肿等。临床表现为术后 5~7d 体温升高，伴腹痛和腹胀。肠间隙脓肿于腹部可扪及局限性包块及压痛。盆腔脓肿主要表现为排便次数增多，伴里急后重，直肠指诊可触及直肠前壁炎性包块，可有张力感。膈下脓肿表现为右季肋部压痛。治疗采用中西医结合治疗，行有效的抗感染及支持疗法。如已形成脓肿，范围超过 3cm，可在 B 超引导下置管引流或手术引流。预防措施为弥漫性腹膜炎患儿术中冲洗腹腔应彻底；如放置引流管应放在合理部位，使引流通畅；术后应用有效抗生素，并采用支持疗法。

4. 术后粘连性肠梗阻

因炎症造成肠管及肠系膜粘连，手术损伤肠壁浆膜，引流管放置不当或留置时间过长，术后腹部严重胀气等所致。早期发生于术后 2 周内，大多可用非手术疗法治愈。采用禁食，胃肠减压，输液抗感染等。还可于胃管内注入中药治疗，常用大承气汤加减。如以上处理无效则应手术治疗。预防方法为术中操作要细致，避免损伤肠壁，减少不必要的腹腔引流；术后腹胀者应行胃肠减压；还可用中药促进肠蠕动恢复，并鼓励术后早期下床活动。

5. 术后粪瘘

原因为盲肠炎症水肿，勉强行荷包缝合；阑尾根部结扎过紧或过松使愈合不良；荷包缝合较大，形成脓肿向肠腔及腹腔穿破；术中肠管损伤未注意；盲肠本身病变未发现或术后早期大量液体高压灌肠，致残端穿破等。临床表现为术后 1 周内伤口有粪汁流出。治疗措施为使伤口引流通畅，保护周围皮肤，抗感染及全身支持治疗。一般均能自愈。如经 3~6 个月不愈，则须手术。预防措施为合理处理残端，盲肠水肿明显时不做荷包缝合；勿误伤肠管；注意盲肠、升结肠有无其他病变及术后两周内忌高压灌肠等。

## 二、慢性阑尾炎

慢性阑尾炎指阑尾患急性炎症，经非手术疗法治愈后，仍遗留阑尾慢性炎症病变。慢性阑尾炎在小儿少见，仅占阑尾炎病例的 1.28%。其原因为小儿防御机能差，多表现为急性炎症。因此慢性阑尾炎多发生于年长儿童，婴幼儿极少见。

### （一）病　因

阑尾急性炎症后阑尾壁纤维结缔组织增生，形成瘢痕，使阑尾腔狭窄或闭塞；阑尾周围粘连使阑尾扭曲，造成部分梗阻；或阑尾腔内粪石、异物、寄生虫卵堵塞等。以上诸多因素使阑尾腔排空受阻，导致阑尾慢性炎症，反复发作。

### （二）病　理

阑尾壁有纤维化改变，管腔部分或完全梗阻，黏膜可见陈旧性溃疡及瘢痕，并有慢性炎性细胞浸润。

### （三）临床症状及体征

多见于 7~12 岁儿童，以往可有急性阑尾炎发作史或阑尾脓肿病史。

1. 右下腹痛

不规则间歇性右下腹疼痛或持续性隐痛，疼痛可轻重不一，一般多为轻度腹痛。发作时间不长，呈慢性反复性发作，一般不影响患儿营养和生活。

2. 胃肠道症状

部分患儿发作时可引起食欲不振、恶心、偶有呕吐，可有轻度腹胀或便秘、腹泻症状。

3. 体征

体温可正常，少数轻度升高。右下腹局限性固定轻压痛，无肌紧张及反跳痛。

### （四）辅助检查

1. 化验

白细胞正常或略高，尿及大便检查阴性。

2. X 线检查

部分患儿腹平片可见右下腹粪石影。钡餐或钡灌肠检查可表现阑尾不充盈或部分充盈，阑尾扭曲或排空迟缓。显示的阑尾有明显压痛；如阑尾不显示，则可根据盲肠显示来判断阑尾位置，一般在盲肠内侧有局限性压痛，压痛部位随阑尾或回盲部移动而变化。

3. B 超

B 超诊断慢性阑尾炎帮助不大，但如果 B 超显示右下腹其他疾病时，如囊性或实质性包块、输尿管结石影等，则可排除慢性阑尾炎。

4. 腹腔镜检查

对诊断有一定帮助。

### （五）诊断和鉴别诊断

以往有急性阑尾炎病史，右下腹反复发作腹痛，右下腹固定轻压痛，X 线检查阳性，则可诊断为慢性阑尾炎。

### （六）治　疗

慢性阑尾炎一旦确诊，应进行阑尾切除术。因慢性阑尾炎随时可转为急性发作，急性发作时短时间内极易穿孔。在决定手术治疗前应有足够的诊断依据。术中必须检查阑尾有无明显病理性变化。如发现阑尾外观正常，则须进一步全面探查腹腔内脏器有无其他疾患，以免漏诊。一般慢性阑尾炎经手术切除后临床症状即消失。